お母さんの疑問にこたえる

すこやかな口 元気な子ども

小児歯科医からのメッセージ

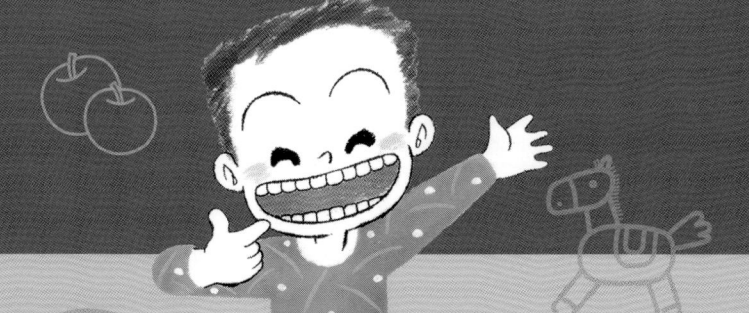

田中英一　佐々木洋
井上美津子　佐々木美喜乃　丸山進一郎
著

医歯薬出版株式会社

This book was originally published in Japanese
under the title of :

OKĀSAN-NO GIMON-NI KOTAERU
SUKOYAKANA KUTI GENKINA KODOMO -SHŌNISIKAI KARANO MESSĒJI
(A Guide for Mothers : Cool Mouth, Healthy Child -A Message from Pedodontists)

TANAKA, Eiichi
  Tanaka Dental Clinic
SASAKI, Hiroshi
  Sasaki Dental Clinic, et al.

© 2007 1st ed.

ISHIYAKU PUBLISHERS, INC.
  7-10, Honkomagome 1 chome, Bunkyo-ku,
  Tokyo 113-8612, Japan

はじめに

　現在，地域の育児力が低下したといわれる一方で，各地ではさまざまな立場から子ども達のすこやかな育ちを応援しようとする活動がさかんに行われています．子どもがもつ個性，ご家族の悩みや心配事，子どもが生活する地域が抱える課題は複雑かつ多様で，お母さんや家族だけでは問題解決は難しく，子どもに関わる専門職であっても，それぞれ単独の力では限界を感じることも多いのが現実ではないでしょうか．

　しかしながら，それぞれの専門職がもっている知識や技術，経験は，子ども達と家族，そして地域にとって大きな力です．この力を"子どもの育ちのために"というマインドのもとで共有できれば，もっと力強い応援団になるはずです．

　私たち小児歯科医は，これまでむし歯の治療や予防，歯ならびの育成に取り組んできました．しかし，振り返ってみると，単にむし歯を治療してきれいな歯ならびにするだけでは，その子の育ちを支援したことにはならないことに気づきました．また，子ども達の口からは，身体の健康や発育だけでなく，こころの健康，さらには家族や地域の生活背景もみえてくることを経験してきました．それは，人が生きるうえで備えているたくさんの生活機能のなかでも，口と歯が「食べる」「話す」といった重要な機能を担っているからでしょう．この機能に問題が生じたときに，私たちはそれぞれの子どもや家族が抱えているさまざまな背景にきちんと目を向け，子どもや親と一緒に解決策を考えることが，すこやかな育ちに結びつくことを実感してきました．

　口は子どもにとっても，自分の眼で確かめられ，また食べて話して自覚することのできる器官です．たとえば，むし歯を治せば，口の中がきれいになったことが見てわかり，おいしく食べられるようになったと実感できます．また，親にとっては，日々のコミュニケーションや身近な食，そして永久歯への生えかわりなどを通して，子どもの成長や発達を目で見て感じ，子どもとの絆を確かなものにする器官でもあります．つまり，「よくかんで味わい，おいしく食べる」，「言葉を発し，表情をつくって，話しをする」といった，日常生活に深く大きく関わるこれらの機能の育ちに目を向けることで，小児歯科医は"子育ち・子育てサポーター"としての役割も担っているのだと考え，臨床にあたってきました．

　本書は，月刊「保育界」に，2004年12月号から2年間連載された同名のシリーズを，保健医療従事者に向けて再編集したものです．子どもに関わる専門職（支援職）が，子育て中のお母さん・お父さん，また保育関係者などから日ごろ受けることの多い，口や歯に関する疑問や質問にこたえるスタイルでまとめました．"口のすこやかな育ち"を通しての支援が，子どものこころと身体の健康づくりにつながることを，子どもに関わる多くの専門職の皆さんに知っていただければ幸いです．そして，子ども達がすこやかで元気に育つことを協働して支援できればと願っています．

　最後になりましたが，月刊「保育界」にこの連載を企画していただいた社会福祉法人日本保育協会の宮崎祐治氏と，書籍化にあたり，再構成しまとめてくれた医歯薬出版株式会社に心より感謝いたします．

2007年7月

著者を代表して　　**田中 英一**　　**佐々木 洋**

お母さんの疑問にこたえる **すこやかな口　元気な子ども**　小児歯科医からのメッセージ

CONTENTS

はじめに……………………………………………………………………………………… iii

口は"こころと身体の栄養の入り口" ……………………………………………… 2
はじめに…2／白い歯なら健康なの？…2／子どもの口の中はいま…2／口のもつ役割…4／口は"こころと身体の栄養の入り口"…4／私たちの願い…5

手づかみ食べは元気な証 …………………………………………………………… 7
食べる意欲は生きる力のもと…7／口の発育と食べる機能の発達…7／子どもたちの食べ方（食行動）の問題…9／食べる意欲を育てるポイント…11

歯みがき，泣いてもやらなくてはダメ？ ………………………………………… 12
歯みがきなんかキライ！…12／なぜ歯みがきするの？…13／「快」の体験をつなげていこう…13

歯って，いつごろ生えそうなの？ ………………………………………………… 16
保護者から寄せられる疑問の数々…16／胎生期からの歯の発育，歯の生え方…16／育児関係者に知ってほしいこと…18／生え具合と"食べる"こと…18／口の機能からみた歯の生え方…19

おしゃぶりなら大丈夫なの？ ……………………………………………………… 20
哺乳―赤ちゃんの吸啜機能…20／赤ちゃんが指しゃぶりをするわけ…21／3歳までは吸うのがあたり前…21／なぜ，指しゃぶりをやめられないのでしょう？…22／おしゃぶり習慣…22／おしゃぶりの功罪…23／おしゃぶりならいいの？…25

お母さんからうつるって，本当？ ………………………………………………… 26
とある投書欄より……26／むし歯と細菌…27／むし歯菌の感染…28

母乳を安心して与えるために ……………………………………………………… 30
母乳は赤ちゃんにとって最も自然な食事…30／口の発育と吸啜から咀嚼への移行…30／幼児期の吸啜行為…31／母乳の継続とむし歯の関係…32／賢い母乳の続け方…34

コラム「離乳食の進め方の目安」が変わりました！ …………………………… 35

ＴＶを見ながら食べていませんか？ ……………………………………………… 36
赤ちゃんの味覚の発達…36／乳汁と一緒に受け取っていること…36／味覚の発達は離乳期の食体験から…38／「上手に食べる」を育むためにも…38／ともにおいしく食べることの意味…40／現代社会における子どもとメディアの実態…40／子どものコ（個・孤）食を避けたい理由…41／「食べる」を育む…42

指しゃぶり，どうしたらやめられるの？ ………………………………………… 43
3，4歳までは様子をみましょう…43／指しゃぶりでかみ合わせが悪くなるの？…44／他にも影響があるのでしょうか？…45／指しゃぶりは子どもの自立支援の"モチーフ"

…46／4，5歳児への対応…46／子どもに客観的判断が生まれたら…48／
　　　第三者の介入支援の意義…49

キシリトールをうまく使いましょう…………………………………………… 50
　　　キシリトールとは？ その効果は？…50／フィンランドでの使われ方…51／
　　　日本での評価…52／キシリトールをうまく使いましょう…52

転んで，歯肉から血が出ています！─事故の実態，応急処置と予防，治療…… 54
　　　はじめに…54／どのくらい事故は起こっているの？…54／歯をぶつけると
　　　どんなことが起こるの？…55／起こったとき，どうしたらいいの？…55／
　　　事故も病気と同じ，予防が大切です…56／歯や口の事故はどんなときに起こるの？
　　　…57

なかなか飲み込めません……………………………………………………… 58
　　　「かむこと」と「飲み込むこと」…58／なかなか飲み込めない（飲み込まない）
　　　食行動の見方…59／ためる（貯留）行動の推移と歯科的影響…59／
　　　なかなか飲み込めない（飲み込まない）子どもへの対応…60

伝えていきたい食文化………………………………………………………… 62
　　　食のプロセスすべてが文化…62／いま求められている食育支援の目標…62／
　　　子どもの「食べる」を育む…63／食文化を継承する基盤…63／いま，お願いしたい
　　　こと…67

フッ化物をぬれば，むし歯にならないの？………………………………… 68
　　　はじめに…68／フッ素の基礎知識…68／言葉の使い方…69／フッ化物の利用法
　　　…69／家庭で利用できるフッ化物（ホームケア）…69／歯科医院で利用できる
　　　フッ化物（プロフェッショナルケア）…70／地域社会で公的に利用できるフッ化物
　　　（パブリックケア）…71／フッ化物をぬれば，むし歯にならないの？…72

治療を嫌がる子でも大丈夫…………………………………………………… 73
　　　治療の機会は絶好のチャンス…73／子どものセルフケアとインフォームド
　　　コンセント…73／むし歯がなくてもかかりつけの歯医者がいれば…74／
　　　むし歯をセルフケアのきっかけに…74／子どもが大好きな歯医者はいっぱい
　　　います…75／保護者と医療職とのチームプレーが"カギ"…75／子どもとの
　　　信頼関係をつくることから…76／まずは子どもと一緒に考えよう…77

朝，お腹がすかない─生活習慣の問題……………………………………… 78
　　　「お腹減ったよ！」…78／このごろはどうでしょう？…78／朝ご飯は一日の
　　　始まり…78／朝ご飯は生活リズムの基本です…79／生活習慣って？…80／
　　　私たちは「食べ方」も応援しています…80／生活習慣を身につける…81／
　　　保育園での歯みがき…81／私たちがめざしていること…82

イオン飲料は身体にいいって聞いたけど？………………………………… 83
　　　水代わりに飲んでもいいの？…83／"身体にいい"という考え方が生まれた

CONTENTS

背景…83／"水代わり"の飲み方が問題！…84／全身の健康からも飲み過ぎには要注意！…85／イオン飲料やスポーツ飲料の望ましい飲み方…85

お母さん・お父さんは大丈夫？──歯科疾患，喫煙，お口の定期健診 …… 86
育児中の親の健康は子どもの宝…86／自分も子どもも健康に！…86／定期健診の意義…87／妊娠中のお口の健康を守る…88／まだタバコを吸っているの？…89／親の健康な口がつくる子どもの元気…90／「笑顔で子育て」を支える専門職の役割…91

どうしてうちの子だけむし歯に？──最近の考え方 …… 92
歯みがきしているのにむし歯になる！…92／実は生活習慣病…92／最近の考え方・新しい予防法…93／"賢いお母さん"になるように…94

かみ合わせ・歯並び，いまのうちに相談？ …… 96
乳幼児期のかみ合わせや歯並び…96／乳歯列期に注意したいといわれているかみ合わせ…97／治さなくてはいけないの？ 3つの考え方…97／そんなときに大事にしたいこと…99

大人の歯が生えてきた！ …… 100
"Tooth Fairy"って知っていますか？…100／とても大切な出来事！…100／お母さんの心配事…101／自分で考えよう！…101／自分のことを知ろう！…102／生えかわりのメカニズム…103

どんな歯ブラシを選んだらいいの？ …… 104
口腔ケアの意味…104／歯ブラシ選びの目安とみがき方のコツ…104／仕上げみがきのポイント…105／電動歯ブラシは？…107

よだれがとまらない──いつも口が開いている …… 108
唾液の作用…108／赤ちゃんのよだれ…109／よだれがとまらない・いつも口が開いている…109／口腔機能の発達障害…110／口腔機能発達支援のタイミング…111

口からみえる子どもの未来 …… 113
口にはさまざまな働きがあります…113／相互作用の働かない少子社会での成育支援…114／口から育つこころと行動…116／口からみえる子どもの生活…117／治療機会からも主体的判断と行動は育つ…117／口からみえる子どもの未来…118

参考文献 …… 120
索　引 …… 122
本書を執筆した小児歯科医からのメッセージ …… 124

表紙・本文デザイン：エムズ　　イラスト：山下正人

263-00805

お母さんの疑問にこたえる
すこやかな口 元気な子ども
小児歯科医からのメッセージ

本書は，月刊「保育界」の連載
（2004.12月号〜2006.11月号）をもとに，
保健医療従事者・保育関係者に向けて加筆・修正し，
一部書き下ろしをまとめたものです．

口は"こころと身体の栄養の入り口"

はじめに

　最近,マスコミなどで口と歯の健康情報を見受けることが多くなりました.社会的に関心が高まってきていることの現れではないでしょうか.国の健康施策である「21世紀における国民健康づくり運動(健康日本21)」でも,取り組むべき9つの分野の1つとして「歯の健康」が取り上げられています.ここでは,他の分野ではみられないライフステージにそった現状と目標が提示され,幼児期については①間食としての甘味食品・飲料の摂取回数,②フッ化物歯面塗布,③その他(授乳習慣,仕上げみがきなど)が課題とされています.

白い歯なら健康なの？

　「先生,七五三で写真とるから,前歯のむし歯,白くできませんか？」とお母さんが5歳のお子さんを連れて相談にみえました.よくみると初期のむし歯(う蝕)です.生活習慣に気を配ったり,歯みがきをしっかりすれば治療を急ぐ状態ではありません.とはいえ,お母さんの「白い歯でかわいらしく写真を撮りたい」という気持ちも,とてもよくわかります."白い歯が健康の証"ということでしょう.お母さん自身は気づいていないかもしれませんが,コミュニケーションを形づくるうえで歯が大きな役割を担っていると認識していることの表れともいえます.

　「病気でなければ健康だ」という考え方は,広く受け入れられています.しかし,「"健康"とはどんなことですか？」と聞いてみると,「おいしく食べられる」や「気持ちがいきいきしている」といった答えが返ってきます(**図1**).とすると,むし歯を治療して歯を白くすることは,この相談にみえたお子さんにとって"すこやかな口,そして元気な子ども"につながるのでしょうか.

子どもの口の中はいま

　子どもの歯についてはこれまで,私たち歯科医療関係者も含め,さまざまな職種の方が,むし歯や歯肉炎の治療,そして予防に力を注いできました.その結果,子どもの口の中は劇的に改善されてきています.東京都の3歳児のう蝕有病者率(口の中に1

図1　健康ってなに？（地域の方へのアンケートより）

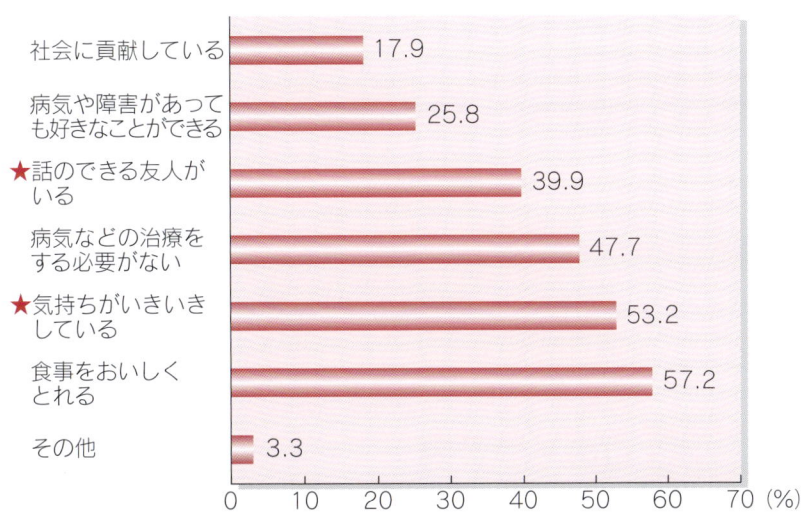

図2　3歳児のう蝕有病者率の推移（東京都）──1歯以上う蝕のある子どもの割合

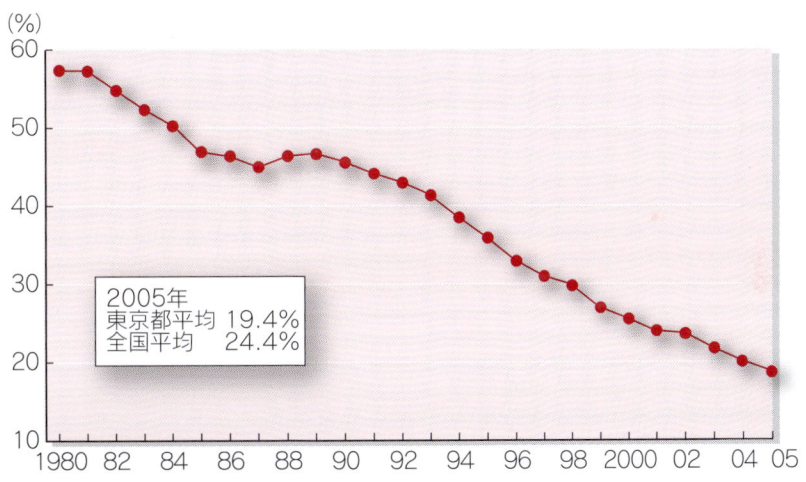

歯でもむし歯のある子どもの割合，**図2**）の推移をみてみると，20数年前には50％を超える子どもたちがむし歯をもっていました．ちなみに，3歳というのは，乳歯が20本すべて生えそろってから半年ぐらいしか経過していない時期です．ところが，2005年の調査では19.4％と激減しています．

このように，子どもの健康な口をめざした取り組みの成果が現れている一方で，多くの歯に重度のむし歯をもつ子どもも少なくありません．特に，多くの歯にむし歯がある場合には，養育放棄との関連も考える必要さ

えあります．むし歯の原因として，生活習慣や生活リズムの乱れは無視できない問題です．歯肉炎が低年齢からみられるようになっていることや，歯や口の外傷が増える傾向にあり，子どもの事故のなかでも大きな割合を占めていることなどが指摘されています．なかなか飲み込めない，スプーンや箸などの食具がうまく使えない，食事の姿勢がしっかりしていないなど，食べ方に関する問題をかかえる子どもをみかけることも多くなりました．

　その他にも，歯並びが心配，指しゃぶりが続いている，鼻呼吸がうまくできないなど，これまで以上に子どもたちの口に関わるさまざまな問題がみえてきています．

口のもつ役割

　多くの子どもにむし歯がみられた時期には，まず疾病を治療することが求められていました．しかし最近は，むし歯だけでなく，前に述べたように，その背景にある子どもたちの生活や口と歯がもつ機能にも目を向けるようになってきています．言いかえれば，むし歯を治療して元どおりの歯にすることだけが目的ではなく，その歯を使っておいしく，いろいろな食物を，楽しく食べられるように支援しよう，ということです．そこでは，歯科に関わる私たち歯科医師だけでなく，お母さん方を始め，小児科医，保育園の先生など，子どもの「育ち」を見守るいろいろな人達と協力し，連携することが大切です．

　口のもつ機能をあげてみると，食べる，呼吸する，話す，表情をつくるなど，いずれも人として生活するうえでとても大切な基本的な機能です．そしてこれらには，子どもが成長・発達していくなかで，学習し，獲得していく側面があります．食べる機能を例にとれば，哺乳から介助食べ，手づかみ食べ，一人食べ（自食）へと，口の発育（歯の萌出など）や身体の成長発育（手指の発達など）に関連しながら学習し，機能を獲得していきます．乳児期から就学期までの子どもたちは，まさにこの時期にあり，これらの基本的な機能をきちんと身につけてほしいものです．

口は"こころと身体の栄養の入り口"

　ところで，子どもの発達には，人や物との関わりが欠かせないことはよく知られているところです．口からは身体の成長のために，母乳やミルク，食べ物が取り込まれ，身体の栄養となります．それだけではなく，こ

ころの発達にも大きな役割を果たしています．

　お母さんのおっぱいを吸う行動を考えてみてください．身体の成長のために栄養を取り込むのはもちろんのこと，母親との接触を通じて，「愛されている」という体験を得ることにもつながります．また強く吸ったり，弱く吸ったり，そのリズムで母親への意思表示，あるいはコミュニケーションをとっているとの見方もできます．

　もう少し大きくなれば，家族と一緒に食べることから，人とのつながりや物を分かち合うこころもめばえるでしょう．保育園や幼稚園でみんなと一緒に食べることは，社会生活を学ぶことにもつながります．このように，「食べる」ということは，身体の栄養を取り込むだけでなく，口を通じてこころの発達に欠くことのできない「栄養」をも取り込んでいるのです．

　最近，幼児期の親子のスキンシップが，その後のこころの健康に影響を及ぼすことが指摘されています．たとえば，お母さんやお父さんによる仕上げみがきも，「口」という器官を通じてのスキンシップと考えると，幼児期の保護者や保育者とのつながりをつくる大切な行為といえます．

私たちの願い

　子どもたちにめざしてもらいたい"すこやかな口"は，むし歯が1本もないことや歯並びがきれいなことだけではありません．口のもつ役割を知り，口を大切する気持ちを合わせもって，一人ひとりのすこやかな育ちに活かしてもらいたいと思います．この気持ちが，こころと身体の健康につながっていくのです．

　初期のむし歯ができたとしても，すぐに治療ということではなく，歯科医療関係者と連携しつつ子どもの主体性を尊重し，子どもと保護者や育児関係者がセルフケア，言いかえれば，健康づくりに取り組んでいく気持ちをもつことが大切です．こうした気持ちは，生涯にわたる，そして次世代にもまたがる継続的な健康づくりにつながると考えられます．

　「子どものころはむし歯が1本もなかったのに，小学校に入学してから急にむし歯ができてしまった」という声を聞くことがあります．きっと，むし歯がなかったときは，お母さんや保育士さんの努力でしっかりとしたむし歯予防がなされていたのでしょう．もしかしたら，子どもに自分の身体を大切にする気持ちのめばえがなかったことも一因かもしれません．

　「食べる前に手を洗う」ということと同じように，「食べたら歯をみがく」

という生活習慣が，セルフケアの気持ちと一緒に育っていけば嬉しいものです．単なる習慣づけでは義務感となってしまうでしょうし，育児担当者にとっても負担感だけとなってしまいます．歯みがきも子どもにとっては気持ちのいい，快い行動であり，育児担当者とのスキンシップの場面なんだ，といった価値が加われば，育児現場においても受け入れられやすいものとなるのではないでしょうか．

　私たちが社会から求められているのは，「障害や疾患の有無にかかわらず，子どもがもっている食べる・話す・笑うといった『口』の働きが十分に活かされ，育つよう，保護者を含めた育児担当者と一緒に考え，育児・子育て支援を行うこと」にあると考えています．

（田中英一）

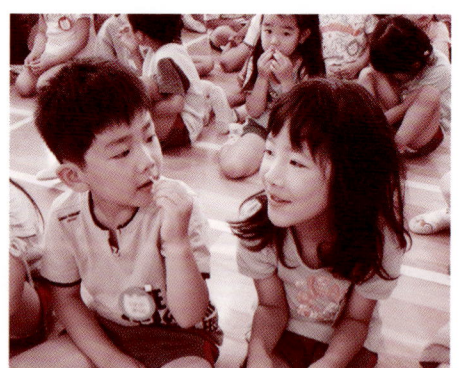

写真提供：新屋幼稚園（秋田県）

手づかみ食べは元気な証

🍴 食べる意欲は生きる力のもと

　口は，人間の生活のなかで非常に重要な役割を果たしています．「食べる，話す，感情を表す」といった口の働きが十分に活かされることにより，心身ともに健康な生活が保たれます．子どもでも，おいしく食べて，楽しくしゃべり笑うことは，元気な証拠といえるのです．

　また，人間の生活は"食事（食べること）"に支えられています．生命維持や活動に必要な栄養を取り込むことや，食事の場でのコミュニケーションはこころを豊かにします．特に子どもは，身体成長に必要な栄養を取り込むだけでなく，食事を介した人間関係からこころの発達に必要な栄養も取り込んでいます．

　生れたばかりの赤ちゃんは，まだ歯もなくお乳を吸うことしかできませんが，3歳ごろになると，乳歯も生えそろい大人に近い食事がとれるようになります．"食べる"機能や行動は，出生後の早い時期に獲得されるため，子どもの成長とともに自然に身につくものと思われがちですが，実際は成育環境との関わりのなかで学習され獲得されていくものです．環境からの適切な刺激が，食べる機能や行動の発達を促します．また，楽しくおいしく味わう食事から食べる意欲は育ち，心身の活力が生まれます．

　ここでは，食べ物をおいしく味わって食べられるための口の機能や食行動が，どのように育っていくのかをみていきながら，子どもの食べる力や意欲の育ちをどう支援していったらよいかを考えていきたいと思います．

口の発育と食べる機能の発達

　母乳や育児用ミルクから離乳食，幼児食，そして一般食へと，乳幼児期の"食"は大きく変化します．身体の成長に伴い，必要な栄養量を摂取するためには，効率のよい食事が求められるわけですが，この"食"の変化を支えるのが，口の形態成長（乳歯の萌出や顎の成長）と機能発達（吸啜から咀嚼への移行）です．

胎児のころから出生直後の様子

　子宮の中で，胎児は臍帯を通じて母体から栄養を取り込んでい

ますが，同時に指しゃぶりなどによりお乳を吸う練習をしています．健康に生まれた赤ちゃんは，哺乳のための反射行動を身につけているため，自力で母乳やミルクを吸うことができます．新生児の口の中には歯はなく，顎も哺乳に適した形をしており（31頁図1参照），唇・舌・顎の一体化した動きでお乳を吸います．哺乳の量や飲み方には個人差も大きいものですが，空腹のサインに応じた授乳や，授乳時の母親や保育者とのスキンシップが，赤ちゃんの哺乳への意欲を育てます．

離乳の開始ごろの様子

　離乳開始の目安として，月齢，哺乳反射の消失，乳首以外のものの受け入れなど，いろいろなものがあげられますが，首がすわり座位がとれるようになった赤ちゃんが，家族の食事の光景を目にして，食べ物に興味を示すことも重要です．食べ物に手を伸ばしたり，食べたそうに口を動かすことは，自ら食べようとするサインであり，自食のための第一歩ともいえるでしょう．この時期から家族と食卓を囲む食事が大切となります．

乳歯の生え始めごろの様子

　生後6～8カ月には乳歯が生え始め，顎も成長して，口の中の容積が広がり，それに応じて唇や舌の動きも変わってきます．吸う動き（吸啜）からかむ動き（咀嚼）へと徐々に移行していくわけですが，この動きの変化を引き出すのが離乳食です．離乳食の調理形態をステップアップさせていくことで，舌での押しつぶしや歯ぐきでかむ動きなどが獲得されていきます（35頁「離乳食の進め方の目安が変わりました！」参照）．

1歳ごろの様子

　1歳のお誕生日ごろには，上下の前歯がそろってきます．このころになると食べ物の形態もしっかりしてきて，手でつかんで口にもっていくことが可能になります．1歳代前半には乳歯の奥歯も生えてきて，前歯でかみ切り，奥歯でかみつぶすという"歯を使った咀嚼"ができるようになります．まだ食べやすい食品しか上手に処理できませんが，いろいろな食べ物を体験しながら子どもの食べる機能は育っていきます．自分で食べようという意欲が高まると，見よう見まねでスプーンやフォークを使いたがりますが，手づかみ食べが上手になったほうが，次のステップとしてのスプーンなどの食具の使い方も覚えやすくなります．また1，2歳代の食事には，

離乳食から一般食への移行期としての，食べ物の大きさや固さ，かんだときのまとまりやすさなどへの配慮が必要となります．

乳歯が生えそろうころの様子

3歳ごろには上下20本の乳歯が生えそろいます．いま歯科では「8020運動」という"80歳になっても20本の歯を残そう"という歯科保健向上のための運動が展開されていますが，20本の歯があれば自分の食べたい物がほとんど食べられるわけです．ただ，歯がそろったからといってすぐにかむ機能が充実するわけではありません．日々の食卓で，新しい食材・食品に出合い，周囲の人の食べ方を真似たり，食べ方を教わったりして，自分でもその味や食感を確認しながら，どのくらいかめばおいしく味わうことができるか，また飲み込みやすくなるかと確かめ覚えていきます．このような食体験が広がっていくなかで，子どもの食べる機能は発達していきます．

子どもたちの食べ方（食行動）の問題

幼児期には，さまざまな食べ方の問題がみられます．硬いものや繊維質のものを嫌がったり，遊び食べや自分から食べようとしなかったり，かま

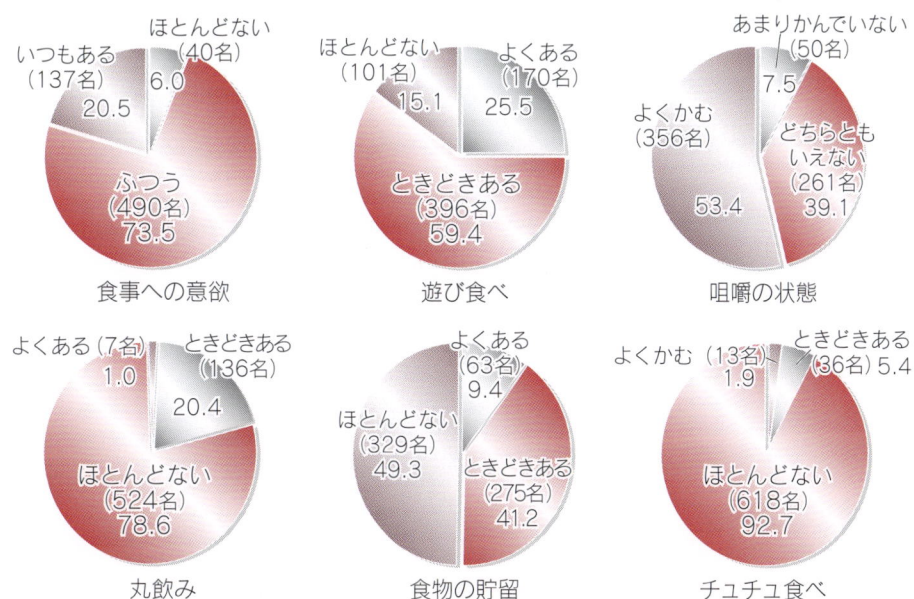

図1　3歳児の食行動の問題　（水上ほか，1996[1]）

図2 食べる機能と食行動の発達

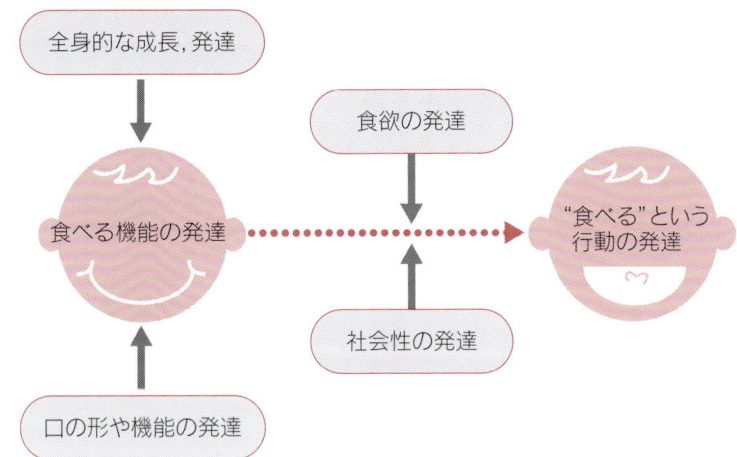

ずに丸飲みしたり，いつまでも口の中にためるなど，「食べ方」に関する保護者の訴えは少なくありません．これらのなかには，かむ能力が発達途上だったり，与えられた食べ物が口の機能の発達状況に適していないために生じる問題もありますが，食べる機能がほぼ獲得される3歳児でも，一部の子どもには食べ方の問題がみられます（**図1**）．前述した食べる機能が育つためには，全身と口の成長・発達が必要となりますが，食べる機能が「食べる」という行動として表現・発揮されるためには，意欲や行動様式（マナー）の習得が必要となり，食欲や社会性の発達が大きく関連してくるわけです（**図2**）．成長や機能発達にも周囲の環境からの刺激は大切であり，内在する能力がどう引き出されるかが変わってきますが，意欲やマナーの習得にはさらに環境との関わりが強くなります．子どもが一人で空腹感もなく食卓に向かう状況や，かむことや栄養面ばかりが強調された食事内容からは，「おいしく，楽しく，上手に食べる」という望ましい食行動は生まれません．

　最近の子どもの生活状況をみると，少子化や親の生活時間の関係で，家族で一緒に食べる機会が減っていたり，夜ふかし・朝寝坊などによる生活リズムの乱れが多くなっています．また，外遊びの減少や，テレビ・ビデオの視聴時間の延長などもみられ，これらは子どもの体調にも影響して食欲や食行動の問題を生じやすくしています．睡眠・遊び（運動）・食事・排泄という日常生活のリズムを，子ども本来の生体リズムにあわせて体調を整えたうえで，家族や周囲の人たちと一緒に食べる食事でおいしさを共

感すること，新しい食べ物にチャレンジしていき，心身の満足感を味わうことが，子どもの食欲や食行動のすこやかな発達には必要なのです．

食べる意欲を育てるポイント

- 哺乳の時期から，空腹のサイン（泣き声）をうまく受けとめてもらい，授乳により満たされることで，子どもの吸う意欲や行動は発達します．
- 離乳の時期には，食べ物への興味や周囲の人たちとの関わりが"新しい一匙"を受け入れる意欲を育てます．子どもの口の発達やその子のペースにあわせた対応が必要です．
- "手づかみ食べ"は子どもの「食べたい」，「食べよう」という意欲の現れです．離乳のはじめのころでも，食べ物を手で触って形や固さを感じ，手をなめて味を感じます．離乳食の段階が進んで食べ物が手で握れる固さになると，手でつかんで口にもっていく行動（手づかみ食べ）に発達します．食べこぼしながらも自分で食べることが，食べる意欲の発達には不可欠です．片づけは大変ですが，温かく見守りましょう．手づかみ食べでかじりとりなどが上手になってから，スプーンなどの食具の使用に移行しましょう．
- 「眠る」，「遊ぶ」，「食べる」，「排泄する」という生活行動を子どもの生体リズムにあったものにして，活動する意欲を育てましょう．親の生活時間を見直してみることも大切です．
- 買い物，食事づくり，食卓の準備などを手伝うことで，食べ物や食事に対する子どもの興味が育ち，食事に気持ちが向いていきます．
- 一緒に食べる人たちとの「おいしさの共感」や「楽しくはずむ会話」が，子どものこころと身体の満足感を生み，食べる意欲を育てます．

（井上美津子）

歯みがき、泣いてもやらなくてはダメ？

 歯みがきなんかキライ！

　今日も診療室にオドオド顔の子どもとオズオズ顔のお母さんがやってきました．待合室で絵本を読んでいる子や折り紙している子の間で，まず問診表に記入していただきます．カルテができたので，「○○ちゃん．こんにちは」と声をかけますが，診療衣が不快な記憶と結びついているのか「ィヤッー！」と叫んでいます．そして，お母さんの最初の質問が左のタイトルの一言です．この質問は，1歳6か月児健診で歯の脱灰（むし歯のなり始め）や着色がみつかり，生活指導や歯みがき指導を受け，さらに歯科の受診をすすめられたお母さん方から，頻繁に受けます．

　さて，すべての子どもが歯みがき嫌いなのでしょうか？　答えは「いいえ」です．歯みがきが大好きな子もたくさんいるのです．多くの保護者や養育者は，むし歯の予防やできてしまったむし歯の進行を遅らせるために，子どもの歯みがきを行っていると考えられます．では，みがいていればむし歯にならないのでしょうか？　その答えも「いいえ」です．

　乳歯が生え始める時期は離乳開始時期と重なり，おっぱい以外の多様な感触と味に少しずつ慣れ親しむ大切な時期です．この時期に始まる口腔ケアを，子どもの視点から考えてみましょう．やさしい言葉や笑顔にくるまれて，お腹が満たされ気持ちよさにウットリしている食後，あるいはもう眠たくておっぱいをくわえてウトウトしているとき，突然，硬いトゲトゲがたくさんついている棒（歯ブラシ）を口に突っ込まれ，優しくあたたかいはずのお母さんの手がどういうわけかこわばって，いままで引っぱられたことなどなかった唇やほっぺを内側からギュウギュウされたらどうでしょう．ときには爪までが柔らかい歯ぐきにくいこみます．いったいこれは何？　何のため？　誰のため？　こんなに辛くて泣いちゃうのに，どうしてやめてくれないの？　となります．

なぜ歯みがきするの？

　たしかに，歯をみがくことで歯垢（プラーク）を除去すれば，歯の表面に再石灰化の機会を与えることができますが，日常の食事や間食・飲みものの回数と，その内容や遊び・睡眠といった生活習慣のなかにこそ，むし歯の原因や予防のヒントがたくさん隠されています．そうした内容は，本書の別のお話に掲載されているので，ここでは歯みがきタイムが親子にとって至福のふれあいタイムとなるために，どのようなステップを踏めばよいかを考えてみたいと思います．

　野生の世界に棲息する霊長類とは違い，なぜヒトには歯みがきが必要なのでしょうか．口の中に分泌される唾液には，口腔の健康を保持し，増進するさまざまな作用があると考えられています（108頁表1参照）．その1つである洗浄作用により，歯の生えていない乳児期や，生えていてもまだ乳前歯だけの時期には，歯ブラシによる清掃の必要性はないのです．1歳を過ぎて乳臼歯が生え始めるころには，離乳が進んでさまざまな食品を食べられるようになり，甘味飲料やお菓子の味を覚えていきます．また，歯の萌出が進むにつれて，ミュータンスレンサ球菌などのむし歯の原因菌が定着できる歯の表面積が増え，繁殖しやすくなっていきます（この定着には，ショ糖が不可欠であることも知られています）．

　歯の表面に形成され，さまざまな細菌が共生するネバネバした（粘稠な）塊は歯垢（プラーク）とよばれ，食べかすと違って唾液の洗浄作用で取り除かれることはありません．そこで歯ブラシによる清掃の必要性が生じるのですが，乳前歯に続いて乳臼歯が生えてきたからといって，子どもには歯みがきをされる意味が理解できません．ある日突然，清掃用具を口に入れられることや，口の中の状態を配慮していない，あるいは心理状態を考慮していない歯みがきは，子どもにとって受け入れがたい行為となり，不快な感覚体験として記憶されることがあります．

 ## 「快」の体験をつなげていこう

　"きれいにすること（きれいにしてもらうこと）は気持ちがいい"と感じられることが大切です．歯が生える前からの，顔や口の周囲・口の中への気持ちのいいタッチがこの感覚を育てます．こうしたスタートは自分の身体に興味をもち，自分でみがこうとする意欲につながっていきます．子どもの意欲を育てながら，上手にみがけない部分を仕上げみがきしてあげ，

少しずつみがき方を伝えていきます．「きれいにされて気持ちがいい＝大事にされて幸せな気持ち」が，子ども自身のこころと身体を大切に思うセルフケアのこころを育む原動力となります．このこころが，成人後に次世代を育む力や上の世代をケアするこころや行動へと，深く広く成長していくのです．

　むし歯の予防には口の中のケアも大切ですが，規則正しい生活リズムや健全な食習慣が大きな影響力をもちます．子育てに直接関与している大人は当然のこと，広告や放送の影響力を十分に知る食関連企業やマスメディアにも，生活者の視点と子どもの育ちを，広い視野で長期に見守る姿勢が必要でしょう．

　身体の一部であるお口のケアでも，子どものこころを育てる気持ちで行動すると，無理なく日常の習慣化がはかれます（**図1**）．むし歯の予防を手がかりにしながらも，子どものこころと身体がすこやかに育つための支援を，保護者と専門職が目標に向かって気持ちを1つにして行動することが，お口のケアの成功にもつながります．（歯ブラシの選び方については，104頁「どんな歯ブラシを選んだらいいの？」を参照してください．）

（佐々木美喜乃）

図1　お口のケアはこころを育てる気持ちで

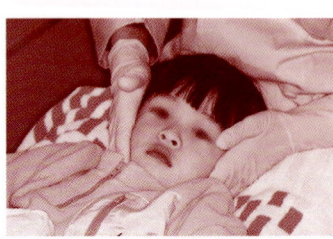

口腔のケアはタッチから

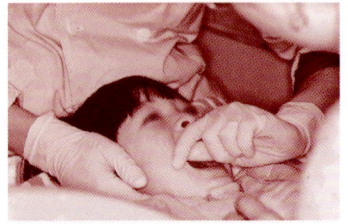

口腔のマッサージ

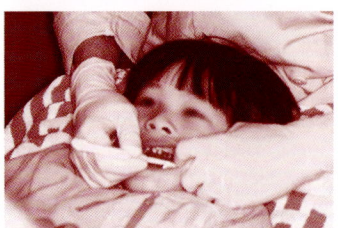

歯ブラシも同じこころで

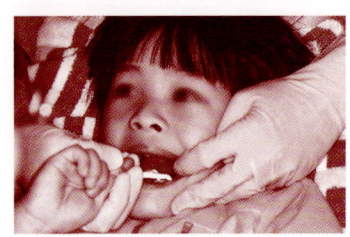

フロスみがきもタッチの延長

表1 幸せな口腔のケアのスタート表 （日本歯科衛生士会，1998[1)]をもとに作成）

年齢	口腔内	口腔のケアポイントと目的	保護者がしてあげること	子どもがすること	むし歯のリスクを下げる生活習慣：生活リズムと食生活
乳児	歯は生えていない	・歯みがきは不要 ・口の中を触られることに慣れていく ・指しゃぶりや玩具なめで口の過敏や反射を減らす	・体幹から始め首・顔・口のまわりを触ってあげる ・唇や頬にやさしくトントンと触れたり，軽くつまむ	・指しゃぶり ・玩具しゃぶり ・しゃぶっても喉の奥まで入らない安全なトレーニング用歯ブラシを与えておく	・哺乳ビンの内容に注意（むし歯になりやすいジュース・イオン飲料・乳酸飲料を哺乳ビンで飲むことを覚えさせない） ・保護者・養育者などの口腔が健康な状態であること（歯科治療を受けむし歯原因菌の伝播の機会を減らす）
6カ月	乳前歯が生え始める	・家族が歯みがきするのを見せる	・口の中を指で触る（指で歯ぐきをマッサージをしてあげる）	・口の中に触られるのに慣れる	・授乳を続けながらむし歯を予防するなら，砂糖を与えないようにする．1日1回以上は歯の汚れを除去する
1歳	上下の乳前歯がそろう	・口の中を触られるのに慣れてから歯ブラシを導入する ・機嫌のよいときに危険の少ない安定した姿勢で歯みがきをする（膝に寝かせるなど，他の子どもとぶつからないように） ・ペースト（歯磨剤）は不要	・清潔で柔らかな布や綿棒で歯をぬぐう ・歯ブラシでやさしくみがく ・食後歯ブラシを使う（習慣化をはかる）	・歯ブラシの感触に慣れる ・歯ブラシを自分で口の中に入れる（くわえたまま転倒は危険，大人が必ず目を離さない，手が届くところに歯ブラシを放置しない）	・間食を"甘食"にしないように（この時期のおやつは身体をつくるための食事） ・兄姉がジュース・甘味飲料・アメなどを日常的に食べている場合は，家族全体の食生活を再考し，買わないなど，習慣を変える努力をする ・生活リズムの形成を目指す．適度な運動（遊び）と快食・快眠・快便
1歳6カ月	乳歯の奥歯が生え始める	・歯みがきを習慣化する ・保護者による仕上げみがきで，歯の汚れを落とす ・子どもがみがこうとする気持ちを大切にする	・夕食後の歯みがきを習慣化する ・子どもにみがかせた後，親がみがいてあげる ・口腔内の状態や食生活にリスクがあればフロスを使用する ・朝晩（できれば毎食後）の歯みがきを習慣にする	・歯ブラシでみがかれるのに慣れる ・歯ブラシを歯にあててみがく ・ブクブクうがいの練習をする	・食事の内容と食環境に工夫をする ・空腹で食卓につくように工夫する（十分に運動し，甘味飲料・イオン飲料の摂取習慣をつけないことが大切） ・食生活のリズムが整うことで口の中の平衡性が保たれ，再石灰化の機会ができる ・早起きをし，朝ごはんを食べる生活リズムをつくる
2歳6カ月 3歳 4歳 5歳	乳歯全部が生えそろう 乳前歯が動揺する	・朝晩（食後）の歯みがきを定着させる ・子どものみがこうとする意欲を育てる ・子ども自身が練習してみがき方の上達をはかる ・永久歯の萌出をセルフケア自立へのスタートの機会にする	・仕上げみがきをする（子どもがみがきにくい部分をフォローする） ・子どもにみがき方を教える（みがいてみせる・手をそえて教える） ・子どもがうまくみがけたらほめる ・フロスを使用する ・生えかわりで動揺する乳歯や生えてくる永久歯について話す	・前歯と奥歯をみがき分けられる ・ブラシをあてやすいところだけはきれいにできる ・ブクブクうがいができる ・自分で口の中の汚れをほぼ落とせる ・鏡を見ながら歯みがきをする（視覚・触覚的に確認しながら道具を使いこなす）	・夜型の生活リズムをつくらないようにする（早めの夕飯は空腹で起床することを可能にする）．入園前に生活のパターンを改善しておく ・寝る前にみがくより，夕食後にしっかり歯みがきをする（就寝直前は眠くて協力が得られにくい，親も慌ただしく乱暴に仕上げしてしまうことが多い） ・夜の歯みがきが不十分と思える日があったら昼間の余裕のあるときに丁寧にしっかりとみがいておく ・むし歯のリスクが高かったり，すでに罹患していたら，フッ化物の使用について歯科医院で相談するのもよい
6歳	永久前歯や第一大臼歯が生え始める	・新しく生えた永久歯のみがき方の練習 ・子どもに歯みがきの目的を理解させる ・個々の歯の状態に合わせたみがき方を習得する	・仕上げみがきをしながら永久歯のみがき方を教える ・歯みがきの必要や目的を教える	・永久歯のみがき方を練習する ・萌出中の永久歯の口腔に露出している面のみのみがき方を覚える	・第一大臼歯は，上下でかみ合うまで数カ月以上の時間がかかり，自浄性が劣るので注意する ・永久歯は萌出から数年間はむし歯に罹患しやすいので，再石灰化が可能な生活習慣をつくる ・リスクが高ければ，フッ化物の使用が効果的

歯って、いつごろ生えそろうの？

保護者から寄せられる疑問の数々

　私たち歯科医師が1歳6か月児健診で保護者から受ける質問で多いのは、「歯はいつごろ生えそろうのですか？」、「歯の生え方は順調ですか？」、「歯の数が少ないのでは？」、「歯の生え方が遅いのでは？」といったことです．この時期は、むし歯になっている確率が極端に少ないことから、関心は歯の生え方に集中するのでしょうか．次に多い質問が、「歯みがきの上手なやり方は？」、「泣かせても、押さえつけても歯みがきをしなければだめでしょうか？」です．このテーマについては12頁や104頁からに詳しく書かれていますので、ここでは、「歯の生え方、生えそろう時期とそれに関連すること」についてお話しします（永久歯への生えかわりについては、100頁「大人の歯が生えてきた！」もお読みいただければと思います）．

胎生期からの歯の発育，歯の生え方（図1）

　ご存知のように、歯の本数は乳歯で上下20本、永久歯は上下28本（第三大臼歯、いわゆる"親知らず"を入れると32本）です．すべての歯が同時期にできるわけではありませんが、胎生7カ月ごろから歯胚（歯のもととなる組織）ができ始め、顎の中で形や硬さを増し、生えてきます（萌出）．乳歯は、生後8カ月ごろに下の真ん中の前歯（乳中切歯）が生え、2歳6カ月〜3歳ごろに全部が生えそろいます（図1）．永久歯では、6歳ごろに下の真ん中の前歯から生えかわるか、奥に、生えかわるのではなく第一大臼歯（6歳臼歯）が生えてくる場合があります．歯の発育や生え方は、非常に個体差が大きく、人種差、性差もあります．乳歯では3〜4カ月の差異は特に心配する必要はないでしょう（表1）．

　ただし、歯の発育の時期、つまり胎生期に母体からの影響や生後に身体の内外からの影響を受けると、歯の形成異常や萌出障害をもつことがあります．具体的には、歯が生えてこなかったり、歯の形や色が少し異なっていたり、歯の数が多かったり少なかったりなどです．このような障害があった場合、元に戻すことはできませんから、それに伴った今後の対応をはかる必要があります．その他にも、心配事や不安なことがあれば、園に来る嘱託歯

科医か，かかりつけ歯科医に相談し，対応を一緒に考えてもらうとよいでしょう．

図1 歯の萌出図表 (日本小児歯科学会，1988[1])を一部改変)
グレーは乳歯列を，ピンクは永久歯列を表す．

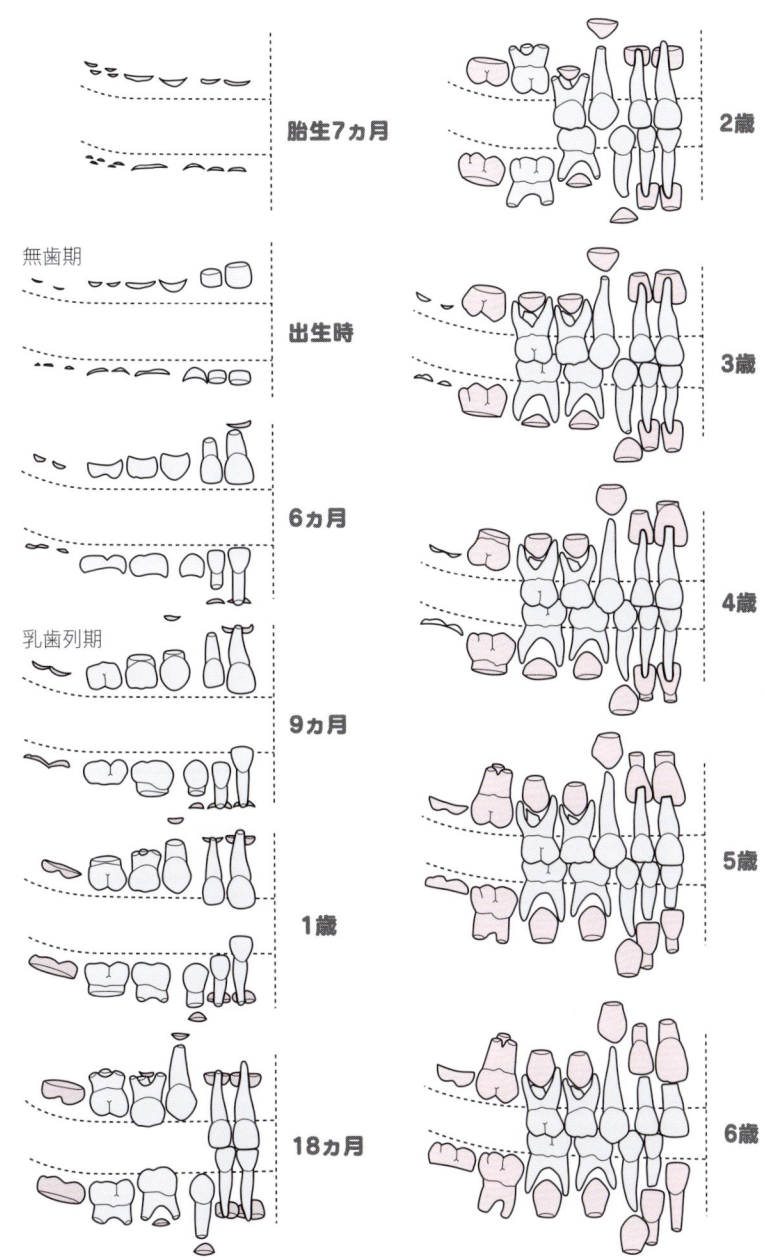

図2 乳歯の名前

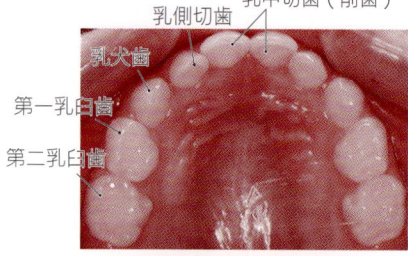
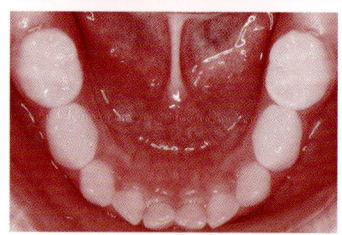

乳中切歯（前歯）
乳側切歯
乳犬歯
第一乳臼歯
第二乳臼歯

表1 歯の萌出時期 （日本小児歯科学会，1988[1]）

萌出時期には個人差があるため，数値はおおよその目安と考えるとよい．

歯種		男子 平均値	男子 標準偏差	女子 平均値	女子 標準偏差
上顎	乳中切歯	10カ月	1カ月	10カ月	1カ月
	乳側切歯	11カ月	1カ月	11カ月	2カ月
	乳犬歯	1年6カ月	2カ月	1年6カ月	2カ月
	第一乳臼歯	1年4カ月	2カ月	1年4カ月	2カ月
	第二乳臼歯	2年5カ月	4カ月	2年6カ月	4カ月
下顎	乳中切歯	8カ月	1カ月	9カ月	1カ月
	乳側切歯	1年0カ月	2カ月	1年0カ月	2カ月
	乳犬歯	1年7カ月	2カ月	1年7カ月	2カ月
	第一乳臼歯	1年5カ月	2カ月	1年5カ月	1カ月
	第二乳臼歯	2年3カ月	3カ月	2年3カ月	4カ月

育児関係者に知ってほしいこと

　育児においては，歯の生え方や生え具合は，"食べる"ことと直接関与するため，大きな関心事かと思います．

　しかし，単に歯の発育や歯の生え方，順番を知識として知っていても，個人差が大きいのであまり意味がないでしょう．むしろ，現在の歯の生え方や年に一度の健診時に異常を認知しておくことのほうが大切です．

　なぜ大切かというと，全身の発育状況と歯の生え方とは，通常，正比例することが多いことから，一致していなければ先天的な異常の有無を早期に予知できる場合があるからです．たとえば，全身性疾患としては鎖骨頭蓋異骨症や外胚葉性異形成症などがあったり，局所的にも歯の先天性欠如や歯並びなど種々のことがあります．

生え具合と"食べる"こと

　最近では，保護者の離乳食の考え方，与え方が気になり，離乳期後半の子どもの健診をする際には，保護者に次のようなことを確認するようにしています．

　「いま，お子さんが好む物は何ですか？ 嫌がる物はありますか？」，「いまはどんな離乳食を食べていますか？」などです．その答えを聞いてから

口の中を見ると，疑問に対する答えがみつかることがあります．たとえば，保護者が「おも湯から始めて全粥まで２段階ぐらいで，いまは大人が食べる物で軟らかい物を与えています．でも，食べるのにムラがあって，好き嫌いができてしまったんでしょうか？」と言います．そして，私は「………．（もう大人と同じ？　やや段階が少ないな！）」おもむろに口の中をのぞくと，まだ前歯しか生えていません．通常，この時期は歯ぐきの土手（歯槽堤）でつぶせる物しか食べられないはずです．そこで，私は「それは食べ方にムラができているのではないし，好き嫌いではないんですよ」，「口の中を見てみましょう．いま生えている歯だけでは，口の奥で水気のない物は嫌がるでしょうし，まだかみ切ることはできないんですよ」と説明します．保護者は，「それはそうですね．全く考えてもみませんでした」と言いました．

　保育関係者は，つい月齢で離乳食の内容などを考えてしまいがちですが，歯の生え方には個人差があり，その視点も忘れずに判断しないと，その子の"食べる"機能を健全に育てるよう支援することができないことがあるのです．

口の機能からみた歯の生え方

　口には，栄養を摂る（食べる），呼吸する，話す，笑う，コミュニケーションをするなど，人間が生きていくために必要なさまざまな機能が備わっています．

　最初，赤ちゃんの口の機能は，お母さんの乳首を吸ったり，指を吸ったり，栄養を摂ることとコミュニケーションをすることが中心です．そのため，赤ちゃんが乳汁を吸っている時期は，歯は必要ありません．しかし，歯が生えてくるころは離乳期の真っ只中で，"食べること"に密接に関係している時期です．また，歯の形も同様で，前歯はかみ取る，犬歯はかみ切る，奥歯はすりつぶすなど，その機能，目的によって１本１本形も違い，発達に応じて生えてくる時期も違います．

　そのような観点で口の中のことをみると，育児をしていくうえで，興味をもって観察することができるのではないでしょうか．そして，全身の発育状況と歯の生え方とを比較することから，その子の全身の健康を考えたり，今後の"食べる"機能の育成に関わっていくことに関心をもっていただければ嬉しく思います．"たかが口，されど口"なのです．

（丸山進一郎）

おしゃぶりなら大丈夫なの？

哺乳—赤ちゃんの吸啜機能

おっぱいを飲むように，口でくわえて吸う運動を吸啜（きゅうせつ／きゅうてつ）といいます．お母さんのお腹のなかにいるときから，赤ちゃんにはさまざまな原始的な反射活動がみられますが，生きていくのに欠かせない哺乳も，この原始反射に基づく吸啜機能です．意志に関係なく発現する反射運動ですから，生まれたばかりのころには，満腹感・満足度に関係なく，疲れるまで夢中でおっぱいを吸い続け，呼吸は浅く，心拍数が上昇しても吸うのをやめません．また，自分の意志で調節できないので，胃の容積を超えて飲んでしまうと，吐いたり口からあふれさせてしまいますし，吸う力が弱かったり母乳の出る量が少ないと，疲れて眠ってしまいます．

自分の意志で哺乳量を調節する"自律哺乳"ができるようになるのは，生後3カ月以降です．その後は栄養摂取目的の哺乳だけでなく，主に不安解消が目的の吸啜が増えていきます．前者はストロー飲みなどの成人様の吸啜運動として発達していき，後者は遊び飲みや乳首以外の指やタオルをしゃぶる習慣として定着していきます（図1）．栄養摂取が目的ではない吸啜には鎮静（痛）効果があり，授乳を介した基本的信頼感（アタッチメント）の形成を強化すると同時に，むずかる赤ちゃんの機嫌を落ち着かせるための手段として，夜間授乳やおしゃぶり使用の動機にもなっています．

図1　赤ちゃんの吸啜行動の発達　（二木，1995[1]）

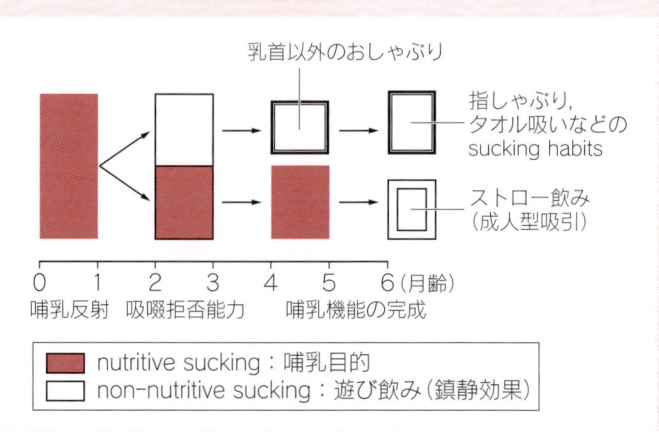

赤ちゃんが指しゃぶりをするわけ

　しかし，多くの赤ちゃんにとって，これがはじめての指しゃぶり体験ではありません．超音波検査装置で確認すると，胎生15〜20週ごろから，胎内の赤ちゃんが指をしゃぶる様子が頻繁に観察されます．羊水に浮かんだ胎児にとって，母胎内は温かく安全で，また重力の影響がない，自由に身体を動かすことのできる空間です．容易に指を吸うことができ，手指と口の感覚を発達させることができます．

　もともと口には「ものを探る」働きがあり，出生後も手足を吸ったり，なめたりして自分の身体を認知していきます（**図2**）．新生児期には，重力によって身体の動きは制限されるので，指しゃぶりはお休みしています．しかし，首がすわるなど次第に重力に拮抗して身体をコントロールすることができるようになると，自然に口もとに届いた指を反射的にくわえるようになり，鎮静効果をもった非栄養的吸啜運動として定着していきます．もちろん，指しゃぶりをしない赤ちゃんもいます．

 ## 3歳までは吸うのがあたり前

　新生児の口は，食べ物としては乳首からの乳汁だけを受け入れるようになっています．かんだり，つぶすことはまだできないので，危険な固形物や身体に害があるかもしれないすっぱい味（酸味）・苦い味（苦味）は受けつけません．これは，生まれながらにもつ，自ら身体を守るための反射的なしくみの1つなのですが，このままでは固形物の摂食，つまり離乳は始められません．原始反射の減退・消失が離乳には欠かせないのです．また，こうした口の脱感作や感覚受容は，指しゃぶりやおもちゃなめから生まれ

図2　吸ったりしゃぶるのはあたり前

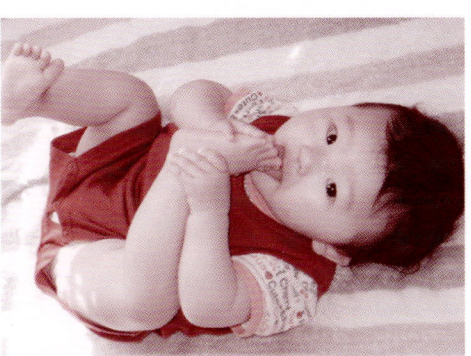

乳幼児にとって口は最も敏感なセンサーで，身体や物を探って認知する．

おしゃぶりなら大丈夫なの？　21

る感覚刺激によって拡大していくと考えられています．
　このように，赤ちゃんの吸啜行動は，哺乳から離乳に至るまでの口の働きだけでなく，こころと行動の発達に深く関係しています．吸っているのは，母親の乳首や自分の指であったり，身近なタオルやおしゃぶりといった人工物であったりと多岐にわたるのですが，こうした背景から，ヒトやチンパンジーなどの高等霊長類の吸啜行動は3～5歳まではあたり前の行動と考えられています．しかし，対象が異なれば，さまざまな吸う行動の頻度は互いに拮抗します．たとえば，社会学的調査からは，ヒト社会でも3歳以降まで母乳育児を続けている集団では，指しゃぶりはほとんどみられないことが報告されています．母乳で育つ赤ちゃんにとっては，お母さんの乳首が最も魅力的なのは当然でしょう．

なぜ，指しゃぶりをやめられないのでしょう？

　幼児期になると，子どもは母親が自分とは異なる存在であることを理解し始め，養育者との基本的信頼感が確立する3歳ごろには，親元を離れて一人で行動できるようになります．さらに行動範囲や興味が広がる4歳以降では，不安解消が目的の吸啜も不要となっていきます．多くの子どもたちがこのような経過をたどっていくので，3，4歳までの指しゃぶりを心配する必要はないのです．
　4歳以降も指しゃぶりが続く子どもたちがいます．その理由として，内在する安心感が弱い，外界との接点がうまくもてない，といった状況から生まれた吸啜行動への潜在的欲求があると考えられるかもしれません．しかし，どのような理由や背景があったとしても，この行動を続けていれば，繰り返し学習から行動パターンとして定着していきます．これが，指しゃぶりが継続する多くの子どもたちの背景です．

おしゃぶり習慣

　西欧で非栄養的吸啜習慣といえば，主におしゃぶりの長期使用をさします．図3はスウェーデンにおける1940～80年代の指しゃぶりと長期おしゃぶり習慣の出現率ですが，1950年代後半に両者の頻度は逆転しています．つまり，第二次世界大戦後，社会で積極的におしゃぶりが使われ始めると，指しゃぶりは激減したものの，結果として非栄養的な吸啜行動全体は増加したことが読みとれます．また，最近の都市部における調査からは，日本でも指しゃぶりとおしゃぶり習慣の頻度が逆転しそうな状況であ

図3 スウェーデンにおける指しゃぶりとおしゃぶり習慣の出現率

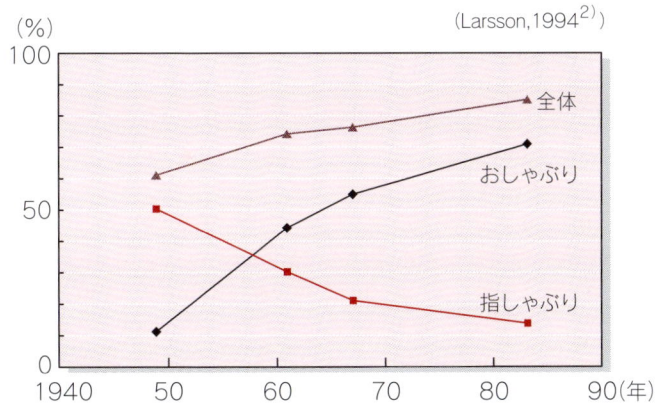

(Larsson, 1994[2])

ることがわかっています．

　おしゃぶりを日常使っている子どもには，指しゃぶりはほとんどみられません．また，前述したように，母乳育児が3歳以降まで続く社会集団でも指しゃぶりはみられません．授乳行動を介した養育者との相互作用が，赤ちゃんの発育に大切な要素であることや，授乳機会を自制した西欧社会でおしゃぶり習慣が定着したわけが理解できます．

おしゃぶりの功罪

　このようにおしゃぶりの使用には，歴史的にも文化的にも変遷があったようです．新生児期から使用することは一部地域を除く欧米社会では一般的ですが，アジア地区でも急激に使用頻度が増えていると思われます．ではこの傾向は，世界中の保健医療機関に認知されてきた結果なのかというと，実はそうではありません．

　現在，世界的に母乳育児が推進されていますが，人工乳首もおしゃぶりも母乳育児を阻害する要因と考えられ，これらを排除する勧告もなされています（UNICEF／WHO：母乳育児成功のための十か条．1989）．おしゃぶり習慣で吸啜欲求が満たされるだけでなく，乳首の認知混乱＊が哺乳量・哺乳時間の減少をもたらすからです．また，耳管機能の障害や細菌叢の変化が原因で，滲出性中耳炎の罹患頻度が倍増することも知られています．

　唯一，おしゃぶりの使用を有効だとする状況として考えられるのは，経管栄養児や発達遅延がみられる子どもの事例です．こうした事例では，経口哺乳へ移行するための準備として，おしゃぶりは吸啜機能の発達促進に有効な手段と考えられてきました．しかし確証は得られておらず，この目

＊　視覚や指の感覚の未熟な赤ちゃんは，乳のにおいと口唇の触覚で乳首を探りあてます．異なる形状や性状の乳首が与えられると，赤ちゃんの認知に混乱をもたらします．

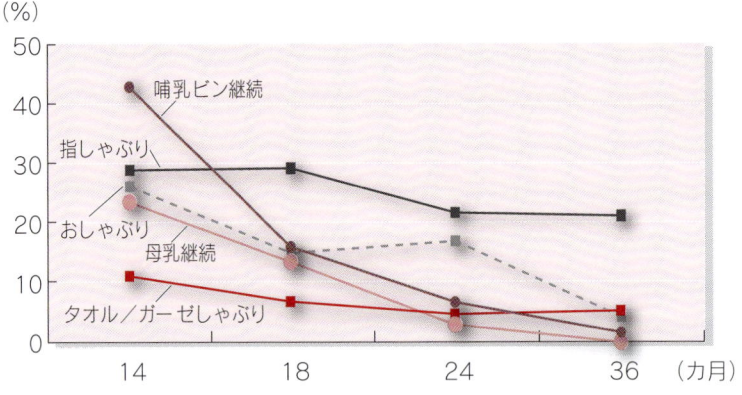

図4　乳幼児の吸啜行動——都内K保健所でのアンケート調査から（2002）（重複回答あり）
（井上，2004[4]）

的で使用することは否定されてはいませんが，明確な根拠はありません．当然この目的でなら，離乳開始後はおしゃぶりは必要ないでしょう．

　2005年秋に，米国小児科学会の乳幼児突然死症候群（SIDS）専門委員会は従来の姿勢を大幅に変更し，SIDS発生を抑制する有効な手段として，睡眠時のおしゃぶり使用の推奨を勧告しました．しかし，おしゃぶりがどのようにSIDSの発生を抑制するのかは証明されてはいません．また，赤ちゃんの睡眠環境は各国の育児事情によって大きく異なるので，すべての国がこの勧告に該当するかどうかもわかっていません．SIDSの発生は1歳未満に限られ，なかでも生後6カ月以内がほとんどなので，起きているときに使用したり，満1歳以降の子どもにおしゃぶりを与えてもSIDSの予防にはなりません．一方，母乳哺乳児のSIDS発生率が低いことは，以前からよく知られていました．したがって，たとえおしゃぶりにSIDS抑制効果があったとしても，世界中すべての赤ちゃんにおしゃぶりが必要というわけではないのです．特に母乳育児中あるいは母乳育児を希望している方には，おしゃぶりを使わないことをおすすめします[3]．

　また，最近日本ではアレルギー性鼻炎や扁桃腺肥大による口呼吸の子どもが増えたと実感する臨床家が多く，一部でおしゃぶりを口呼吸防止に有効なトレーニング器具としてすすめる傾向があります．しかし，鼻呼吸が本来の呼吸パターンである赤ちゃんに，あえて副作用を無視してまでおしゃぶりを積極的に用いることは推奨できません．

　一方，前述の鎮静（痛）効果は広く認められ，育児・看護担当者にとってはおしゃぶりが"都合のよい方便"となっている現状もうかがえます．

人手の足りない看護環境や孤立しがちな育児環境が多い実態をふまえると，おしゃぶりの使用の是非を一律に判断するのは難しいと思いますが，今後，おしゃぶりに代わるケアが模索されていくことを期待しています．

おしゃぶりならいいの？

　図4は，2002年に都内で調査された乳幼児の吸啜行動についての調査結果です．おおむね3歳ごろまでには，授乳とおしゃぶり習慣を卒業していく様子がわかります．では，指しゃぶりの代替行動としての，おしゃぶりの意義はどうでしょうか．たしかに，おしゃぶりを常用している子どもに指しゃぶりはみられません．また，指と違って手元になければ吸えないので，おしゃぶり習慣ならやめさせやすいと考えられます．ただし，日常目にするのは"吸いたい放題"の状況で，調査結果から，指しゃぶりに比べ使用時間は圧倒的に長いことが判明しています．その結果，歯列や顎骨成長への影響も認められ，指しゃぶりの影響以上に，歯列狭窄は後方部にまで及ぶと報告されています．上下臼歯部の幅が調和せず，正常にかみ合わないこと（交叉咬合，98頁図3-③参照）も結果の一例です．

　おしゃぶりの使用期間と時間（頻度）が長い背景には，養育者がおしゃぶりを肯定的に捉え，いつも子どもの身の回りにあって好きなときに吸える，という環境があります．しかし，電車のなかで泣き騒ぐわが子を抱えたときの辛い思いは，どの保護者にも共通です．こんなとき，おしゃぶりで救われた経験もあるに違いありません．おしゃぶりは子どもにとって必要な器具ではありませんが，他では得られない即時的な鎮静効果は，養育者にとっては魅力的です．本当に必要と思われる時間だけ清潔なおしゃぶりを与えるのなら，副作用の心配もないようです．もちろん，使わずに済むならより安心で，無理に与える必要はありません．

　「お腹が空いた」，「お尻が濡れて気持ち悪い」など，子どもが泣いて訴えることにこたえることは大切です．こうした養育者とのキャッチボールから，子どものこころが発達していくからで，おしゃぶりで気を紛らわせては相互作用は働きません．このような背景も理解したうえで，「おしゃぶりは賢い育児に役立つアイテム，でも与え方には注意しよう」，「1歳ごろになったら，やめるタイミングをみつけよう」といった考え方が広まれば，おしゃぶりで悩むお母さんも減るでしょう．

（佐々木 洋）

お母さんからうつるって、本当？

とある投書欄より…

　最近の子育て情報や健康情報の多さには目を見張るものがあります．とはいえ，子育て奮闘中のお母さん達にとって，役に立つ情報ばかりとは限りません．多くの情報のなかには，誤った情報や，内容は正確なのに受け止め方を間違えてしまうと混乱を引き起こしてしまうようなものもあります．ときには，育児担当者の不安さえ駆り立てます．

　「むし歯は，お母さんからうつる！」もそんな情報の１つかもしれません．ここに紹介するのは，ある全国紙の投書欄に掲載された，首都圏近郊に住む60歳代の女性からのメッセージです．

＊

『都内に暮らす娘が，毎月とは言いませんが，２歳になる孫を連れて週末に遊びに来ます．食べ盛りの孫と一緒にする食事をなによりの楽しみにしています．ところが先日，小さくつぶした煮物を食べさせていたら，「同じ箸を使うのはやめて！」と娘に言われてしまいました．聞いてみると，むし歯の細菌は大人の口から感染するから気をつけるように，歯の健康診断で注意されたようでした．
口移しで食べさせたわけではなく，同じ箸を使っただけなのにショックでした．自分が娘を育てたときには，そんなことちっとも気にしないで育てたのに．第一，娘もむし歯が多いわけではありません．孫と食べるときにはこんなことまで気をつけなくてはいけないのでしょうか？』

＊

　私の診療室でも，「うちの子のむし歯，パパのむし歯菌がうつったのかしら？」とお母さんに聞かれることがあります．中学生を対象としたアンケート調査では，「キスをするとむし歯がうつるかもしれない」と心配している中学生が少なくなかったそうです．これでは，家庭でも，保育園や幼稚園でも，歯ブラシの管理にはいろいろ頭と悩ますことも多いでしょう．
　そこで，今回はこの「むし歯と細菌」についての情報を少し整理してみましょう．まず，むし歯のでき方と細菌の働きについ

て，次に，その細菌が本当にお母さんの口からうつるのかについてお話しします．

むし歯と細菌

　むし歯（最近は「う蝕」という言葉が社会的に認知されつつあります）はどのようにしてできるのでしょう．むし歯の原因菌といわれているのは，ミュータンスレンサ球菌という，多くの人の口腔内にいる細菌（口腔内常在菌）です．口の中にはその他にも，いろいろな種類の細菌がいますが，おもしろいことに，住みつく場所に特徴があり，たとえば唾液の中によくいるものと，舌に住みつくものとは種類が異なります．

　このミュータンスレンサ球菌は歯にくっつきやすい特徴があり，感染して歯の表面（エナメル質）につく（定着）と，そこで食べ物のなかの糖分，主にショ糖（砂糖）を利用してネバネバして溶けにくい物質（不溶性グルカン）を合成します．このネバネバ物質が歯の表面にへばりついて，ミュータンスレンサ球菌だけでなく，さまざまな細菌が集まった"すみか"を作り，そのなかでさらに細菌は増殖します．この様子を**図1**に示しましたが，これがテレビなどでよく耳にする"プラーク（歯垢）"です．

　すると，このプラーク中のいろいろな種類の細菌が，口に入ってくる食

*脱灰：歯の表面（エナメル質）から歯の成分であるリンやカルシウムなどのミネラルが溶け出した状態のこと．

図1　プラークのでき方　（文献1),2)をもとに作成）

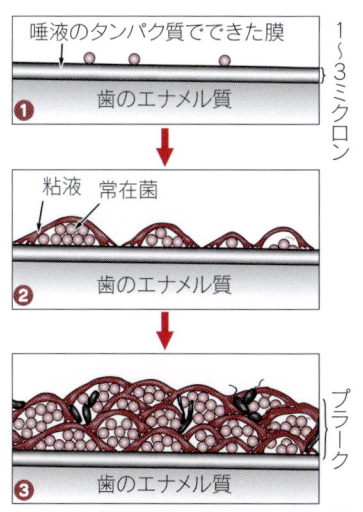

およそ8時間で❶が❸までに成長する．

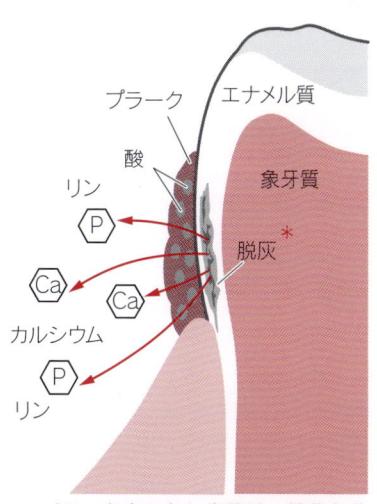

プラーク中のむし歯菌は，糖分を分解して酸をつくり，歯の成分のカルシウムやリンなどを溶かす．

お母さんからうつるって，本当？　27

べ物のなかの糖分を分解・利用して酸をつくります．この酸は，プラークのなかでじわじわと，時間をかけて歯を溶かします．これがむし歯です．

　ここまで，むし歯のでき方について説明してきましたが，3つの要因がでてきました．1つは「歯」です．これには，細菌が付きやすい形（溝が深いなど）や酸に溶けやすい歯の質などが要因として考えられます．その他に，歯を溶かす「酸」を洗い流す役割のある唾液の分泌される量や，さらさらしているとか粘っこいというような性状も関係しています．

　2つめは「細菌」です．ここでは，ミュータンスレンサ球菌がむし歯の原因菌として強く関わっています．少し詳しくみてみると，プラークはミュータンスレンサ球菌なしでは形成されません．しかし，いったんプラークが形成されると，そのなかの他の細菌も，歯を溶かす酸をつくります．

　3つ目は「食べ物」です．プラーク形成に不可欠な不溶性グルカン（ネバネバ物質）は，ショ糖を材料につくられ，他の糖類からは合成されません．ところが，歯を溶かす酸をつくる材料やエネルギー源としては，ショ糖以外の果糖やブドウ糖，でんぷんなども利用されます．このように，ショ糖がむし歯の発生と深く関わっているのは確かですが，一方で，食生活のなかでのショ糖の果たす役割も大切にしなければなりません．

　ここで説明した3つの要因は互いに関係しあっていて，3つが重なり合ったときにはじめて，むし歯ができます（94頁図2参照）．しかし，重なり合うとすぐにむし歯になるのではなく，その状態が持続したときにできます．つまり，「時間」も関係しているのです．ですから，どれか1つの要因がなくなれば，あるいはもし重なったとしてもその重なりを早く取り除けば，むし歯にはならないと考えることができます．

むし歯菌の感染

　次は，お母さんの細菌がうつるのか，という問題です．**図2**に3歳未満の子どもの口の中にはどのくらいの割合でミュータンスレンサ球菌がみられるのか（検出率）とむし歯のある子どもの割合（罹患率）を示しました[3]．

　まだ歯の生えていない生後6カ月未満の乳幼児の口の中には，ミュータンスレンサ球菌はみられません．ミュータンスレンサ球菌は，前に説明したように，歯の表面のエナメル質に付着する性質があるので，歯が生えていない口の中に感染してもそこにすみかはつくりません．歯が生え始めると検出されるようになり，奥歯が生えてくる1歳半ごろからその割合は高くなります．乳歯が生えそろう2歳半ごろには，約60%の子どもから検

図2 子どものう蝕罹患率とミュータンスレンサ球菌の検出率
(Fujiwara et al., 1991[3]より一部改変)

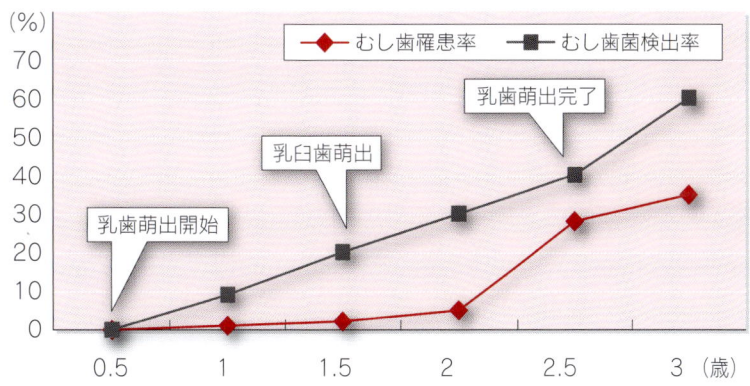

出されるようになります．この時期は離乳も終わって，いろいろな食べ物を食べるようになり，食べ方も手づかみ食べからスプーンやフォークといった食具を使えるようになります．家族と同じテーブルで一緒に食事ができるようになるのもこのころです．

このように，子どもの口の発育や手指の発達，さらにはこころの発達に伴う社会的な関わりからも，子どもの周りにいる人たちから感染することは必然と思われます．一番接触の多いお母さんからうつるというのは本当ですが，細菌の遺伝子型の研究などから，母親に限らず，接触する機会の多い人からも伝播する，というのが最近の考えです．ですから，お父さんや他の保育者からもうつる可能性はあります．

むし歯のでき方のところで説明したように，細菌がうつったからむし歯ができるのではなく，いろいろな要因が重なってはじめてむし歯はできます．ですから，スキンシップを犠牲にしてまでむし歯菌をうつらないようにするのは，子育て支援の視点からは疑問です．むしろ，積極的にスキンシップをとってもうつりにくくするために，お母さんやお父さんをはじめ，周りのみんなが口の中を清潔にしておくことが大切でしょう．むし歯や歯周病をしっかり治療して，毎日のケアもきちんとすれば，むし歯の原因菌は少なくなり，うつりにくくなります．

もしミュータンスレンサ球菌がうつったとしても，お子さんの口のケアや生活習慣が適切であれば，定着しなかったり，定着してもむし歯菌の数が増えず，むし歯になる危険度はずっと少なくなるはずです．

（田中英一）

母乳を安心して与えるために

母乳は赤ちゃんにとって最も自然な食事

"哺乳"という名のごとく，哺乳類の赤ちゃんは乳を吸って育ちます．成長後の食性は，肉食，草食，雑食などさまざまですが，出生直後の哺乳類の赤ちゃんは，母親の乳を吸って栄養を摂取します．乳の成分や濃度は，哺乳類のなかでも種属によって異なることが知られていて，その動物の生態と関連が深いと考えられています．人間の赤ちゃんは人乳，牛の赤ちゃんは牛乳，そして山羊の赤ちゃんは山羊乳で育つのが最も自然でしょう．動物の場合，なんらかの原因で母乳が吸えないと，赤ちゃんは栄養が摂れずに生存の危機にさらされてしまいますが，人間では母乳に近い人工乳（育児用ミルク）が確保されているため，栄養的な問題は起こりません．

母乳の栄養学的，免疫学的利点についてはすでに多くの報告があります．赤ちゃんにとって，母乳が最も自然な食事であることは間違いないわけですが，赤ちゃんの身体が成長し，運動機能も発達してくると，代謝や活動のために必要なエネルギーも増えてくるので，母乳だけでは十分な栄養を補いきれなくなり，また母体の負担も大きくなります．離乳期を経て普通食に移行していくことは，固形食による効率のよい栄養摂取に切りかえることで必要なエネルギーを確保するとともに，食事以外のさまざまな活動に費やす時間を増やせることにもつながります．

口の発育と吸啜から咀嚼への移行

母乳やミルクから固形食への移行は，栄養面での必要性ばかりでなく，口の発育とも密接に関連しています．胎児期に指しゃぶりなどで培われた哺乳のための反射（吸啜反射）によって，健康に生まれた赤ちゃんなら，まだ目も開かないうちから乳を吸うことができます．この時期には歯もなく，顎や口蓋の形も哺乳に適しています（図1）．

最初は反射で行われる哺乳行動も，月齢が上がると随意的な動きがでてきて，生後4〜6カ月で哺乳反射が消退してくると，赤ちゃんは自分の意思で口を動かすようになってきます．同時に，乳首以外のものを舌で押し出す反射もなくなってきます．

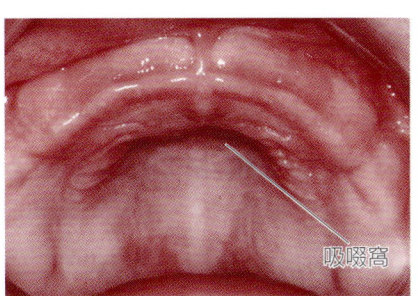

図1　赤ちゃんの口の中（上顎）の様子
くぼみの部分（吸啜窩）に乳首が収まり，舌の動きで陰圧がつくられることで乳汁が出やすくなる．

　哺乳の反射が消え，口が乳以外の食物やスプーンなどの食具を受け入れられるようになると，離乳が開始されます．最初は，まず唇で食物を取り込み，口を閉じて舌で喉のほうへ送って飲み込むという，哺乳時の吸啜とは全く違った動き（成人嚥下）を覚えます．生後6～8カ月になると，乳歯の下の前歯（乳中切歯）が生えてきて，舌の前方への動きに歯止めができます．これにより，唇と舌が前歯で分けられ，哺乳時には一体化して動いていた唇と舌が別の動きを獲得していくことを助けます．8～10カ月ごろには，上下の前歯が生えて口の中の容積が広がると，舌はさらに口の中に収まりやすくなり，唇や舌，顎の動きが分化していきます．このころには，形のある食物を舌で押しつぶしたり，さらに歯ぐきでかみつぶしたりできるようになり，咀嚼のための基本的な動きが獲得されていきます．1歳代前半で乳歯の奥歯（乳臼歯）が生えてくると，前歯で食物をかみとり，奥歯ですりつぶすという，歯を使った咀嚼ができるようになります．処理できる食品の幅が広がり，3回の食事で主な栄養を摂取できるようになると，離乳も完了します．離乳期にはまだ栄養の補いとして必要だった哺乳も，離乳が完了すると，栄養面でも口の機能面でも必要性や意義が失われてきます．

幼児期の吸啜行為

　離乳が完了しても，1歳代の子どもにはまだ一般的に吸啜行為はみられるものです．私たちの調査でも，母乳や哺乳ビンの継続，指しゃぶり，おしゃぶりの使用，タオル・ガーゼしゃぶりなどのなんらかの吸啜行為は，1歳代の子どもの多くにみられました．また，指しゃぶりやおしゃぶりの使用は昼間にもみられましたが，母乳や哺乳ビンの使用は就寝時がほとんどでした．吸啜行為には不安抑止効果があり，子どもの精神的安定がはかれるため，入眠をスムーズにする効果があると考えられます．就寝時の吸

啜行為は，ぐずりやすい子どもや疲れた母親には好都合なものですが，就眠儀式として定着すると自然にやめることが難しくなります．前述の調査で，2歳以降に哺乳の継続やおしゃぶりの使用が減少するのは，親の意図的な対応によるところが大きいと思われます．このように，1歳を過ぎて歩行が開始され，言葉をしゃべれるようになると，子どもが意欲的に活動しているときの吸啜行為は減少しますが，眠いときや退屈なときの無意識の吸啜行為や，不安・緊張が強いときの吸啜行為が残りやすくなります．

　子どもにとって，最初に必要な"乳"は生きるための栄養を摂るものであり，母乳も反射で吸われるだけです．しかし，子どもの発育とともに"授乳"は子どもと母親・保育者との愛着関係を形成するものとなり，母乳であっても育児用ミルクであっても，赤ちゃんを抱きしめ，まなざしを交して語りかけながら授乳することが大切になります．さらに年齢が上がり，1～2歳の子どもが"おっぱい"に求めるものは，"母親の温かい胸に抱かれる安心感"や"吸啜行為による満足感"，そして"温かい母乳が口に入ってくる満足感"などであり，母乳そのものより，母親のおっぱいが"最も安心できるこころの拠りどころ"となるのでしょう．このようなおっぱいの存在も，子どもの精神発達とともにスキンシップや優しい言葉かけなどで安心が得られるようになると，徐々に"自分を見守ってくれる母親の存在"に変わっていくものと思われます．おっぱいを慕ってくる頻度が減ることは，母親にはさびしく感じられる面もあるでしょうが，子どもの発達面では自立の証拠でもあるのです．

母乳の継続とむし歯の関係

　母乳育児の推進が世界的な流れとなり，わが国の母子保健の基本姿勢が「子育て支援」になってきたことから，2002年の母子健康手帳の改正では「断乳」という言葉をやめ，母乳をやめる時期も「それぞれの親子の状況にあわせて」という表現になりました．育児不安の軽減や虐待防止などをふまえた母子関係の擁護に主眼がおかれ，母乳を積極的にやめさせる指導は必要なく，子どもが自分からやめるのを待てばよい，という姿勢です．しかし，歯科では母乳が長期間継続している子どもにむし歯の発生が多いという現状（日本やアジア地域では多くの報告がされており，私たちの調査結果（表1）でも同様）から，従来は「1歳を過ぎたら，むし歯予防のためにも母乳をやめたほうがよい」という指導をしてきました．このままでは，母乳は続けたいけれどむし歯にはしたくない保護者は迷ってしまいます．

そこで最近では，母乳とむし歯の関係についても新たな解釈がされてきています．

実験的研究からは，母乳だけではむし歯はできないが，母乳と砂糖が混在するとむし歯ができやすくなることや，母乳がむし歯の原因菌と考えられているミュータンス菌の増殖を助けることが確かめられています．また，ミュータンス菌が子どもの口の中に定着する時期は，乳歯が生え始めてからであり，1歳半〜2歳代に菌の定着が起こりやすいことも報告されています．母乳が栄養の主体である時期（乳児期，または1歳前）には母乳でむし歯はできませんが，幼児期になって糖分の多い飲食物を摂取したり，乳歯の奥歯（乳臼歯）が生えてミュータンス菌が口の中に定着してくると，母乳もむし歯のリスク要因になるわけです．

一方，欧米で母乳を続けていてもむし歯の発生率が高くならない理由としては，乳児期から子どもを別室または別のベッドに寝かせることが一般的な生活スタイルであり，寝ながら授乳や夜間授乳が少ないことが関連していると考えられます．

表1　1歳6カ月時の食生活習慣とむし歯との関連

項　目		人数	むし歯罹患者数（%）	
哺乳習慣継続	あり	182	33（18.1%）	]*
	なし	647	77（11.9%）	
哺乳習慣継続の内容	母乳	47	17（36.2%）	]***
	哺乳ビン（牛乳）	105	7（6.7%）	]***
	哺乳ビン（甘味飲料）	24	9（37.5%）	
就寝時の飲用習慣	あり	234	44（18.8%）	]**
	なし	576	68（11.8%）	
甘味飲料の摂取状況	よく与える	313	49（15.7%）	
	与えない	143	13（9.1%）	
スポーツ飲料の摂取状況	よく与える	83	24（28.9%）	]***
	与えない	451	51（11.3%）	
間食の規律性	なし	196	33（16.8%）	
	あり	613	77（12.6%）	
甘味物の摂取状況	よく与える	85	16（18.8%）	
	与えない	329	38（11.6%）	

＊：p＜0.05，＊＊：p＜0.01，＊＊＊：p＜0.001

賢い母乳の続け方

　母乳が本当に子どもにとって重要なものと考え，子どもが求める間は与え続けたいと思っている保護者には，"賢い母乳の続け方"をアドバイスしたいと思います．前述の調査結果（表1）では，母乳を続けている子どものむし歯発生率が高かっただけでなく，そのほとんどの子どもが就寝時に母乳を飲んでいることに加え，甘味飲料をよく摂取していたり，間食の規律性がない状況がみられました．離乳期からうす味で育て，砂糖を多く含む飲食物の摂取はできるだけ控えてもらうことと，日常の生活リズムを整えて食事や間食の規律性をつけていくことが，まず大切です．歯みがきも，乳児期から口元を指で触り，ガーゼでみがいたり，歯ブラシの感触に慣れさせてから，1歳を過ぎたころにブラッシングの習慣づけをする，というように段階的に進めていくと無理がありません．そして，よく遊び，よく食べ，よく眠るという生活のなかでこそ，むし歯のリスクを避けながら自然な卒乳を待つこともできるでしょう．よく遊んで眠りにつけば，就寝時の母乳もやめやすくなります．泣きやませるため，寝つかせるための手段として母乳を与え続けることはすすめられません．

（井上美津子）

「離乳食の進め方の目安」が変わりました！

「授乳・離乳の支援ガイド」より

　平成7年（1995年）に策定された「改定　離乳の基本」が，名称も新たに「授乳・離乳の支援ガイド」として，今春（2007年3月）厚生労働省より発表されました．

　今回の「授乳・離乳の支援ガイド」では，授乳・離乳を通して親子の関わりがすこやかに形成されることが重要視されており，乳汁や離乳食といった"もの"にのみ目が向けられるのではなく，一人ひとりの子どもの発達を尊重した支援が求められています．また，離乳の進め方も，従来の「初期」「中期」「後期」と分けて食形態を決めるやり方を改め，子どもの食べ方を見ながら移行的に進めていくことがすすめられています．食事の1回あたりの目安量も，「50 → 80（g）」というように増やしていくことが求められるのではなく，「50～80（g）」と幅のある数値で表示され，子どもの食欲や成長・発達に応じて調整することがすすめられるようになりました．子どもが順調に成長しているようなら大丈夫，ということです．「離乳の開始」の月齢については「5，6カ月頃」と"頃"が入り，「完了」は従来の12～15カ月が「12カ月から18カ月頃」と延びています．これには，第一乳臼歯が生えて歯を使った咀嚼に移行する時期も考慮されており，「咀嚼機能の発達の目安」や「手づかみ食べ」についても解説が加えられています．全体として，「食べる力」を育むための支援が強調されているのが特徴です．

（井上美津子）

表　離乳食の進め方の目安

	離乳の開始　　　　　　　　　　　　　　　　　　　　　　　　　→　離乳の完了			
	生後5，6か月頃	7，8か月頃	9か月から11か月頃	12か月から18か月頃
食べ方の目安	・子どもの様子をみながら，1日1回1さじずつ始める． ・母乳やミルクは飲みたいだけ与える．	・1日2回食で，食事のリズムをつけていく． ・いろいろな味や舌ざわりを楽しめるように食品の種類を増やしていく．	・食事のリズムを大切に，1日3回食に進めていく． ・家族一緒に楽しい食卓体験を．	・1日3回の食事のリズムを大切に，生活リズムを整える． ・自分で食べる楽しみを手づかみ食べから始める．
食事の目安 調理形態	なめらかにすりつぶした状態	舌でつぶせる固さ	歯ぐきでつぶせる固さ	歯ぐきで噛める固さ

一回当たりの目安量	I	穀類(g)	つぶしがゆから始める	全がゆ 50～80	全がゆ90 ～軟飯80	軟飯90 ～ご飯80
	II	野菜・果物(g)	すりつぶした野菜なども試してみる	20～30	30～40	40～50
	III	魚(g)または肉(g)または豆腐(g)または卵(個)または乳製品(g)	慣れてきたら，つぶした豆腐・白身魚などを試してみる	10～15 10～15 30～40 卵黄1～全卵1/3 50～70	15 15 45 全卵1/2 80	15～20 15～20 50～55 全卵1/2～2/3 100

上記の量は，あくまでも目安であり，子どもの食欲や成長・発達の状況に応じて，食事の量を調整する．

成長の目安 ▶ 成長曲線のグラフに，体重や身長を記入して，成長曲線のカーブに沿っているかどうか確認する．

TVをみながら食べていませんか？

　子どもの「食べる」，すなわち，哺乳から始まり，離乳，そして一人で食べられるようになるまでの過程では，周囲の大人からのさまざまな働きかけがとても大切です．ここでは，根源的なセルフケアである「食べる」の成育について，味覚や食べる機能の発達だけでなく，「食べる」から育つこころについてもお話ししたいと思います．「食べる」ことで，身体の発育に必要な栄養素の摂取とともに，こころの成長に大切な相互作用が働いているからです．言いかえるなら，「赤ちゃんの口は，身体とこころ（脳）の発達のための栄養の入り口」といえるでしょう．

赤ちゃんの味覚の発達

　赤ちゃんは生まれながらに味を感じることができます．乳児の口腔粘膜に存在する味覚受容器は，分布密度が高く，また口唇にまで味覚帯があるといわれています．つまり，赤ちゃんの味覚は大人よりも敏感であると考えられます．甘味はエネルギー源，うま味はタンパク質，塩味はミネラル，酸味は腐敗，苦味は毒のシグナルとなるので，赤ちゃんは甘味・うま味・塩味は受け入れ，酸味と苦味は反射的に拒絶します．

　母乳の味は母親の食べた物や体調で変化し，また授乳中も逐次変化していきます（図1）．タンパク質には変化がみられないものの，脂肪量は時間とともに増加し，哺乳を終えるころには4倍にまで上昇します．酸性度も低下すると報告されています．このような母乳の風味の変化から，赤ちゃんは食物には味があることだけではなく，哺乳行為に終わりのあることを学習していると考えられます[1]．

乳汁と一緒に受け取っていること

　哺乳は母胎内で獲得された反射的な機能ですが，赤ちゃんは乳汁を摂取しながらさまざまな大切なことを学習します．抱かれて感じる温もりやにおい，胎内でも聞いていた母親の鼓動，みつめられながらの温かい言葉かけや優しい揺れは，赤ちゃんへの大切な信号となります．このようにたくさんのサインを受けとめながら抱かれ，安心して食事をとることは，基本的な信頼感の源とな

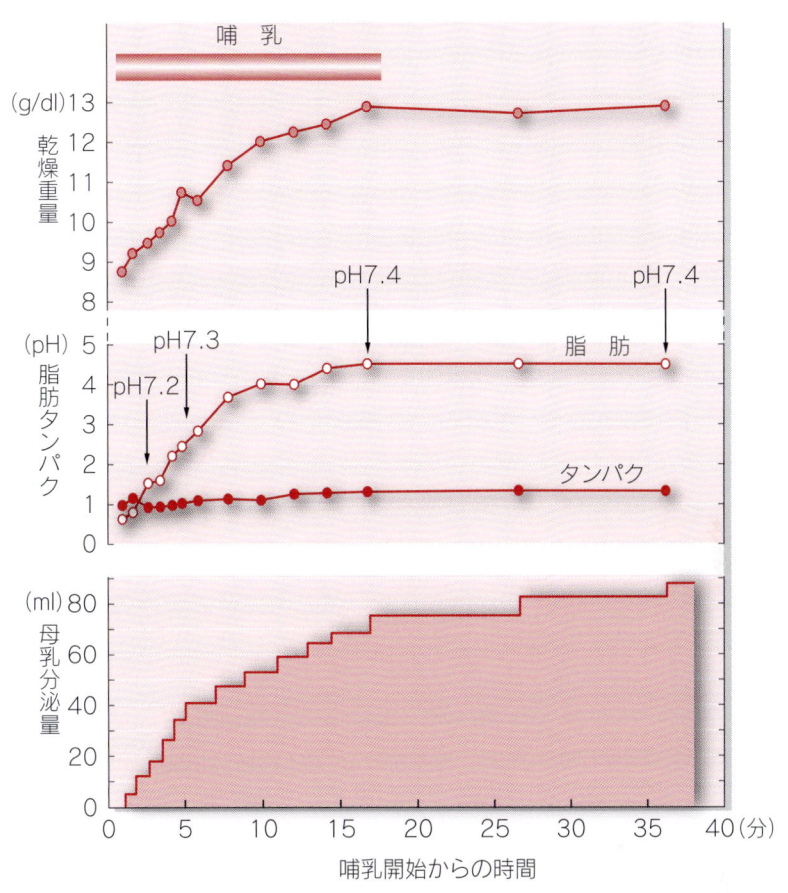

図1 哺乳中にみられる母乳成分の変化 (小林, 1999[5])

るのです．

　生後3カ月を過ぎると，自分の意志で哺乳する自律哺乳ができるようになります．それまでは，乳首が口に入れば反射的に乳汁を飲んでいましたが（吸啜反射），乳首をくわえていても吸ってはいない状態で，母親をみつめたり，周囲を眺めたりといった遊び飲みが始まります．このころになると，赤ちゃんは哺乳を通じて満腹の快刺激を受けるだけでなく，「アー」「ウー」などの声（クーイング）を出して，発した声に応じる母親や周囲の大人の様子を感じ取り，自分から表現することを学習していきます[2]．

　感覚を刺激される，表現する，こたえる，という繰り返される相互の働きかけが，子どもの成育を促しています．周囲とのやりとりがあって，はじめて生まれるしくみです．もし保護者の視線がテレビや携帯電話の画面にあったなら，こうした相互作用は少なくなり，これからの人生に欠かせない基本的信頼感の獲得や他者との関係を学ぶ機会が減ってしまいま

図2　ぜひ流して欲しい公共広告

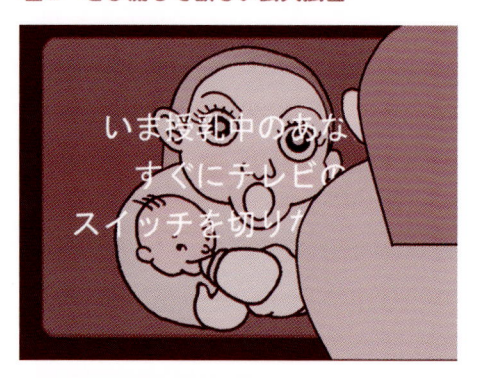

す．海外では20年以上も前から，授乳中のメディアについての啓発広告がなされていました．私たちも，ぜひ検討したいものです（**図2**）．

味覚の発達は離乳期の食体験から

　生まれながらもっていた味覚は，他の原始的な反射と同様に生後4～5カ月で消失し，その後，味覚は離乳期からの摂食体験を通して新たに学習されます．多様な食べ物によって味刺激が与えられることや，食事に集中できて食べることを楽しいと感じられる環境が重要です．大人がおいしそうに食べている様子に興味をもたせることは，一緒の食卓で同じ物を楽しむ経験に，またうす味の料理のなかから少しずつ取り分けてつぶして与える行為は，子どもにとっては，機能に合わせた調理に接する最初の機会となります．周囲からの心地よい「快」の刺激の繰り返しが"おいしい"と感じるこころを育み，子どもの食べる意欲を高めるのです．

「上手に食べる」を育むためにも

　味わうだけでなく，上手に食べることも学習によって獲得される機能です．話すことと同じように，口腔周囲のさまざまな器官が協調して活動する高度な機能です．また，スプーンや箸を上手に使いこなすためには，眼・上肢・口の協調が不可欠です．発達には幅広い個体差がありますが，幼児期前半なら手づかみ食べが主流です．思う存分手づかみ食べをさせてあげてから，まずはスプーンやフォーク食べから始めましょう．箸の使用はあせらず，大人が上手に使っている姿を見ることが重要で，無理強いしないほうが賢明です．

　また，こうした協調運動を学習するときには，姿勢がとても大切です

図3 食べるとき，口を上手に動かせる姿勢

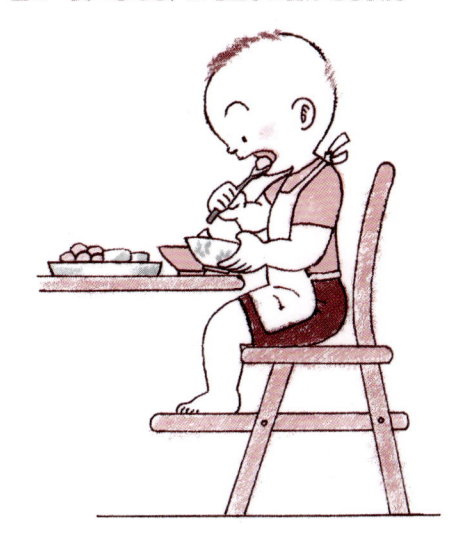

卓面が肘の高さになるように椅子の高さを調節し，膝の上にこぶし大のスペースをつくる．台を設置して足を垂直に着地させて，膝と腰は直角に曲げるとよい．

（**図3**）．「食べる」機能の発達を促すために，幼児期以降の摂食習慣で留意したい点をあげてみます[4]．

> ❶ テレビやビデオを消して，食事に集中できる環境をつくる．
> ❷ 肘（椅子）の高さを食卓にあわせるだけでなく，踏み台を置いて足を接地させるなど，姿勢を安定させる．
> ❸ 前歯でかみ取る（咬断）習慣をつける．
> ❹ 早食いを避け，ゆっくりと味わって食べる．
> ❺ 1回の取り込み量（一口量）を少なめにする．
> ❻ 十分に唾液が分泌されて食塊形成しやすくするために，口を閉じてよくかむ．
> ❼ 水分を補充しないで嚥下する（水分で食塊を流し込まない）．食卓に水・茶・牛乳を常時置かない．
> ❽ うす味習慣で味覚を育てる．
> ❾ 食域を広げるには，食欲＝空腹を生む生活習慣（遊び・間食・飲料・就寝時刻など）を工夫する．
> ❿ 家族一緒に食事する機会に食べる楽しさを伝える．

テレビを見ながらの食事では，姿勢もゆがみがちで，偏った神経筋系の緊張が生じるために，関連する器官の協調性も損なわれます．

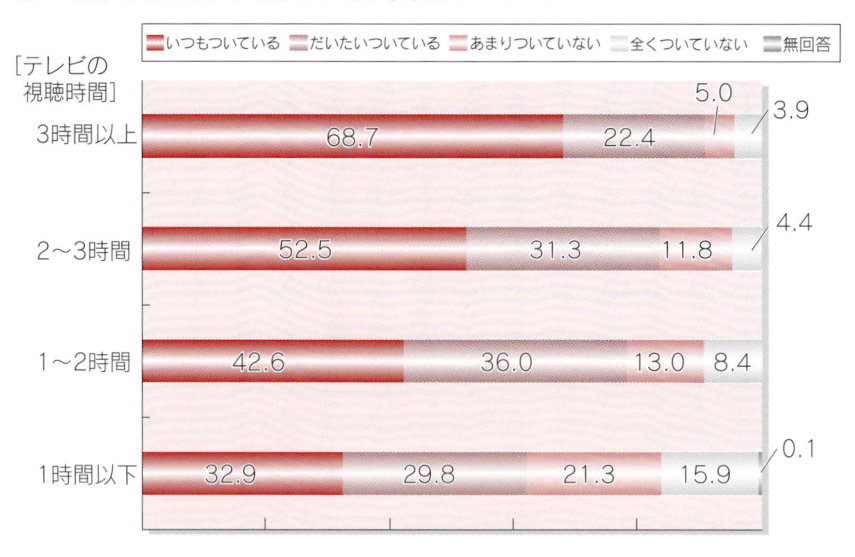

図4　食事のときはテレビがついていますか？　（佐々木，2003[5]）

[テレビの視聴時間]

凡例：■いつもついている　■だいたいついている　■あまりついていない　□全くついていない　■無回答

視聴時間	いつもついている	だいたいついている	あまりついていない	全くついていない	無回答
3時間以上	68.7	22.4	5.0		3.9
2〜3時間	52.5	31.3	11.8		4.4
1〜2時間	42.6	36.0	13.0	8.4	
1時間以下	32.9	29.8	21.3	15.9	0.1

🍎 ともにおいしく食べることの意味

「おいしさ」を感じるには，多くの要因が重なりあっています．食べ物の感覚的な性状は，味覚の他に，嗅覚・触覚・温度感覚・視覚・聴覚を介しても刺激をもたらします．また，明るさ，温度，湿度，周囲の音，一緒に食べる顔ぶれといった環境も，食事のおいしさに影響を与えます．

食域の拡大や食べ方の学習だけでなく，食事をしながらの楽しい会話や温かいまなざしなどの相互作用が，嗜好の形成や食行動の発達に欠かせない働きをします．このような共食の経験は，「分かち合い」，「一緒に感動する」といった，社会で暮らすのに必要な課題の学習過程に他なりません．

🐴 現代社会における子どもとメディアの実態

両親ともに仕事をもつ家庭が増え，家事労働に使える時間が限られてくると，集約的に家事を済ませる目的からか，テレビやビデオは極めて便利な"ベビーシッター"となっています．また，幼児教育のためのメディア利用も増えています．しかし，シャワーのように一方向に情報発信された感覚刺激には相互作用がなく，ヒトが人として生きていくための学習機会とはなりません．

すでにそうした環境で育った大人たちのなかには，他者を思いやりながらの会話が億劫で，自分もテレビ・ビデオを見ていたい，画面と向かい合ってのゲームのほうが気楽な娯楽で疲れが癒える，気晴らしになる，と

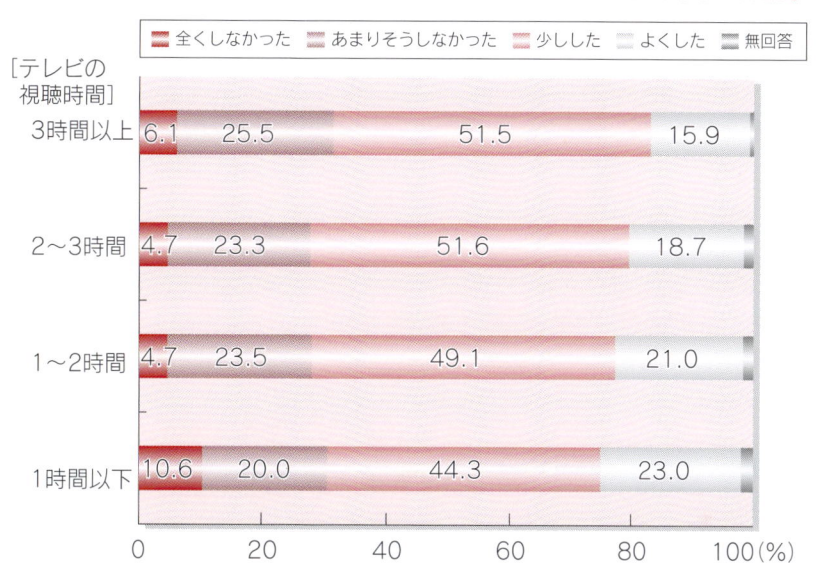

図5 「テレビ視聴時間」と「友だちと問題があったとき，現在の状況を変えるようにしたか」[5]

凡例：全くしなかった／あまりそうしなかった／少しした／よくした／無回答

[テレビの視聴時間]

視聴時間	全くしなかった	あまりそうしなかった	少しした	よくした
3時間以上	6.1	25.5	51.5	15.9
2～3時間	4.7	23.3	51.6	18.7
1～2時間	4.7	23.5	49.1	21.0
1時間以下	10.6	20.0	44.3	23.0

考える人も少なくありません．

ところが，脳の前頭連合野の活動を光トポグラフィを用いて観察した結果からは，テレビ・テレビゲーム・マンガ・携帯メールでは前頭連合野の血流の増加は観察されず，脳を積極的に育てる作用のないことが示唆されています．

図4，5は2001年に福岡県を中心とした小中学校の児童・生徒約5,000人を対象とした，メディアの実態調査結果の一部です．長時間視聴者ほど食事中にもテレビをつけている傾向や，対人関係の問題を解決する力が育たない傾向が示唆されています[5]．

また，日本小児科学会こどもの生活環境改善委員会は，2003年に1歳6か月児健診対象児計1,900名について調査を行い，長時間視聴は1歳6カ月時点における意味のある言葉（有意語）の出現の遅れと関係があることを報告しています．

子どものコ（個・孤）食を避けたい理由

こうした環境に置かれている現代の子どもたちは，離乳期を過ぎて自食が可能になると，一人で食卓につくことも多いようです．前述のように，「食べる」行為は，交わす言葉や表情から互いを思いやるこころを育み，互いが気持ちよく食べるための礼儀作法を含めた人間関係のあり方を学ぶ

チャンスでもあります．

　いうまでもなく，テレビに視線とこころを奪われていては，食事が食卓に並ぶまでの過程を想像できないので，食材の生産から料理となるまでの人々との相互作用を知ることができず，「食べる」楽しみや感謝の気持ちは生まれません．成熟した大人とは事情が異なる成長過程の子どもには，相互作用が存分に働く環境で食事をとらせたいと願います．

「食べる」を育む

　「食べる」を通じてのヘルスプロモーションが「広義の食育」と考えるなら，子ども自身が食べることも他者のために食べさせることも，どちらも楽しめるように成長する手助けをしたいものです．食べる意欲を育む原動力ともいえる"おいしい"は，味覚とともに五感を十分に活動させて感応することに他なりません．

　いま，目の前に座っている子どもたちが，次の世代を育むときがじきにやってきます．子どもの成育に関わる私たちは，専門職種の特性を活かし，保護者とともに歩みながら，子どもたちのすこやかな育ちのために行動したいと思います．まずは子どもを抱きしめて食卓に座らせ，目を見合わせて「おいしいね」と言葉にすること，「あなたと一緒に食べたい」という気持ちを伝える工夫をすることから始めましょう．

（佐々木美喜乃）

指しゃぶり、どうしたらやめられるの？

3，4歳までは様子をみましょう

　指しゃぶりは哺乳に深く関係する行動で，哺乳の発達過程からみた指しゃぶり・おしゃぶりについては20頁から解説しました．簡単にまとめると，次のようになります．

① 母胎内で胎児が行う指しゃぶりは，乳汁を取り込む機能（吸啜）の発達に深く関わっている．
② 新生児に不可欠な「哺乳」は反射的な不随意運動である．
③ 月齢2，3カ月から反射的な哺乳は弱まり，自律的な吸啜（自律哺乳）が可能になり，遊び飲み・ながら飲みが始まる．
④ 遊び飲みは栄養摂取が目的でない吸啜で，母親との一体感の強化や不安解消の意味をもつ．
⑤ この延長上に「指しゃぶり」（非栄養的吸啜習慣）がある．
⑥ 非栄養的吸啜習慣でも安心感や幸福感が得られる．
⑦ 離乳に不可欠な原始反射の消失や感覚受容の拡大には，指しゃぶりやおもちゃなめの刺激が関与する．
⑧ 高等霊長類の吸啜行動は3〜5歳ごろまではみられる．

　また赤ちゃんの指しゃぶりを観察してみると，はじめは指の区別なく口に入れていたのが，次第にお気に入りの指が決まっていく様子がみられます．これは，鋭敏な口の中で指を察知しながら，個々の指の感覚と運動が分化していくという大変理にかなった過程に他なりません．指の運動機能が分化すると，直立二足歩行のヒトに特有な，物（道具）を把持することや，人差し指を使って対象を指示することもできるようになっていきます．また，指で数えるにも5本の指の分化は不可欠です．

　このように，吸啜習癖は哺乳や離乳，あるいは指の感覚・運動機能分化の過程と深い関係にあり，乳幼児期の指しゃぶりを心配する必要はないのです．子どもはどんどん発育していきます．さまざまな活動からの刺激や満足感により，指しゃぶり（吸啜）への渇望は次第に減っていき，幼児期後半には社会性のめばえから，大半の子どもは指しゃぶりを自発的にやめていくことになります．

図1　上顎前突

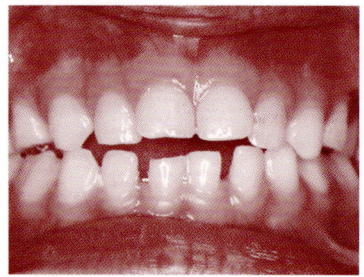

上の歯並びが下よりも出ている．

図2　開咬

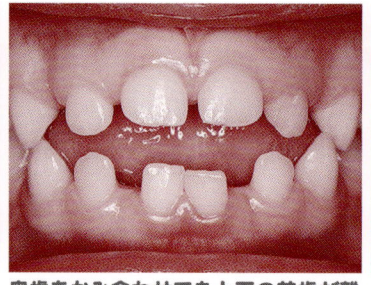

奥歯をかみ合わせても上下の前歯が離れている．

図3　交叉咬合

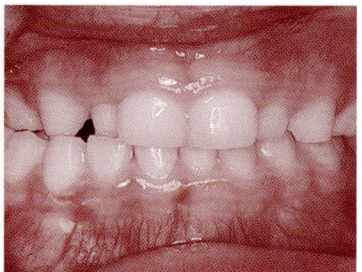

奥歯のかみ合わせが左右で違っている．

　また，発育への影響も，可逆的で自発的に回復できる範囲内にあるので，3，4歳までの指しゃぶりは，そのまま様子をみても大丈夫でしょう．

指しゃぶりでかみ合わせが悪くなるの？[1]

　しかし，どんな理由や背景があったとしても，指しゃぶりが長期間継続すると，この繰り返し行動は中枢と末梢をつなぐ学習となり，もはや簡単にはやめられない行動パターンとして定着してしまいます．指しゃぶり（吸啜）による鎮静（痛）作用は，脳内に生成されるβエンドルフィンによりもたらされる一過性の効果ですが，脳が報酬を求める行動として，非栄養的吸啜習慣が定着することが理解できます．

　おおむね5歳を過ぎると，乳歯から永久歯への交換（生えかわり）が始まるなど，口や顔の大きな成長変化がみられます．また「食べる」，「話す」といった口の機能も習熟期に入っています．では，この時期まで指しゃぶりが続いた場合，どのような影響をもたらすのでしょうか．指しゃぶりの代表的な心配事である「かみ合わせ」の面からみてみましょう．

　指が押す持続的な力で，前歯が前方に傾斜したり歯根方向へ圧下すると上顎前突（**図1**：いわゆる"出っ歯"）や開咬（**図2**：上下の前歯がかみ合わず，垂直的に開いたかみ合わせ）を，また，吸うために働く頬の筋力で上顎歯列が狭窄すると，臼歯部の交叉咬合（**図3**：上下臼歯の水平的なかみ合わせが逆）を招くこととなります．また指しゃぶりの継続期間が長ければ，上下顎骨成長への影響も生じます．こうした成長への影響は，吸い方や頻度・継続期間によってさまざまですが，3，4歳ごろまでの乳幼児期とは異なり，5歳以降では，指しゃぶりは口や顔の成長の障害要因になりうることがいえるでしょう．

図4 嚥下時のタングスラスト

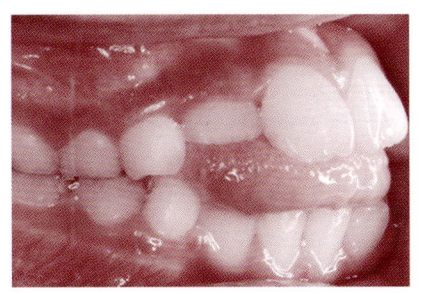

他にも影響があるのでしょうか？

　機能への影響で注目したいのは，安静時に舌の位置が低くなる低位舌（110頁図1-②参照）と，嚥下や発音時に舌を歯列の前方や側方へ突出させるタングスラスト（**図4**）です．また，上下口唇の接触体験が減少し，口唇が閉じないで翻転した状態や口呼吸が定着します．さらに，口唇閉鎖が不十分なことによる両唇音（パ・マ・バ行）のゆがみ，タングスラストによる歯茎音（サ・タ・ナ・ラ行など）のゆがみや側音化（側方への呼気の漏れ）などの構音障害や，開咬のために前歯でかみ切る体験が不足して，咀嚼・嚥下機能全般の成熟を障害することがあります．

　こうした心配があるのなら，早くから指しゃぶりをやめさせたいのが親の気持ちでしょう．しかし，指を吸っていたい子どもの心理発達面への配慮を無視するわけにはいきません．幼児期から学童期の心理発達過程で，子どもたちは，［自律性／恥（ためらい）］→［自主性／罪悪感］→［勤勉さ／劣等感］と，相反する課題に順次対峙しながらバランスのとれた心理発達を遂げていきます（**表1**）．したがって，やめたくてもやめられない行動を強くとがめられれば，［羞恥心］，［罪悪感］，［劣等感］といった「負」の側面ばかりが強化される状況が生まれてしまいます．一方，保護者が指しゃぶりを悪習癖と考え，一方的に子どもをしかる，あるいは幼児体験に問題があるのかと悩み，育児に自信を失うこともあります．虐待との関連も心配で，口腔習癖への対応では，親子の心理的解放が最も大切です．

　このように，就学期を過ぎると，指しゃぶりをやめられたとしても，背景にさまざまな問題が残る心配があります．その多くは相互に関連していて，指しゃぶりの継続が長いほどその影響はより広範かつ複合的で，またやめることも含めて自発的改善は困難になっていきます．

表1　各ライフステージにおける課題 (Erikson, 2001[2])

ライフステージ	E.H.Eriksonの心理的発達段階 課題と発達段階	Freudの 発達段階
乳児期	基本的信頼／信頼欠如 期待と希望の発達	Oral
乳幼児初期	自律性／恥（ためらい），疑念 意志と自律性の発達	Anal
遊戯期 （就学前-低学年）	自主性／罪悪感 良心と決断力の発達	Phallic
学童期	勤勉／劣等感 適格性（適正生活能力）の発達	Latency
青年期 （思春期）	自己同一性／自己同一性の混乱 実行力と協調性の発達	Genital
前成人期	親父／孤立 大人の愛情発達	
成人期	生殖／活力不足 世話（次世代のケアと継承）	
老年期	統合（高潔）／絶望 英知の発達	

（　）内は筆者による注釈

指しゃぶりは子どもの自立支援の"モチーフ"

　診療室には，幼児からティーンエイジャーまで，指を吸い続けたい子どもたちがやってきます．こころ・機能・身体発育の課題が，子どもの発育段階にそって変遷していくように，指しゃぶりなどの非栄養的吸啜行動に関連する課題も，ライフステージにより大きく異なっていきます（**表2**）[3]．心理や機能の発達，あるいはかみ合わせの問題など，専門職との連携が不可欠な場面もあるでしょうが，保護者や子どもに関わる支援職なら，指しゃぶりを育児や子どもの自立支援の"モチーフ"として捉えたらいかがでしょう．

　習癖は，「やめたい」という自発的要求が生まれなければやめられません．また，無理にやめさせて異なる習癖に置換することもあります．長期的にみればさまざまな問題につながる指しゃぶりであっても，すぐに生活機能に支障をきたすわけではありません．また，抱えた問題を一緒に解決していく専門職種もいるのですから，子どもが自分を客観的に判断し，主体的に問題解決行動を起こすための育児や支援をおすすめします．

4，5歳児への対応[4]

　問題なのは行動とその影響であって，子ども自身ではありません．定着

表2 非栄養的吸啜行動のある子どもへのライフステージにそった支援方針と課題 (佐々木, 2007[3])

乳児期	母乳育児支援	吸啜行動の認知と受容
幼児期	摂食機能支援	食べる機能の発達
就学前	自立支援	習癖の受容と認知 主体的判断と行動
	言語療法	構音機能の改善
学童期	口腔筋機能療法（MFT） habit breaker etc. 顎関節保存治療 一期治療 心理療法	口腔周囲の姿勢/機能確立 行動変容の陽性強化法 顎関節機能の保全 歯列の側方拡大 心理発達支援と環境整備
前思春期	経過観察	成長観察と機能保全
後思春期	再診断 矯正治療	総合的判断 最終的な咬合構築

した行動パターンの改善には，本人が主体的に問題解決に向けた判断と行動を起こさなくては，成果はあがりません．また，問題パターン消去するより，むしろ新たな体験による満足感から生まれる別の感情や行動を定着させるほうが容易でしょう．そこで推奨されるのが行動（変容）療法です．子どものトイレット・トレーニングから大人の禁煙プログラムまで，行動自体を評価対象とする行動変容療法は，原因や背景にかかわらず，幅広い適応範囲をもつアプローチ法です[1, 5]．

行動変容の過程で大切なのは，最初の受容と認知のステップです．どのライフステージであっても，自分が受容されていると実感できる環境がなければ，客観的認知も判断も生まれないからです．指しゃぶりへのアプローチなら，相談を受けた専門職も親も子ども本人も，「指を吸っているのはよくないこと」と捉えず，ありのままを受け入れることです．たとえば，「指を吸っていたから上手におっぱいが吸えたんだね」，「だからこんなに大きくなったよ」，「わたしも○○ちゃんのお指を吸ってみようかな」，「わたしのも吸ってみる？」といったアプローチです．

保護者にとっては，心配な問題行動をあるがままに許してしまうのは，問題行動を野放しにするような判断に思えるかもしれません．しかし，こうした現状の受容を契機として，親子の心理的解放が得られると，双方のアタッチメントの強化がはかれます．「いまのままの自分がお母さん（保護者）に受け入れられている」という安心感が，新たな体験を通じた満足感を強化することにつながるのです．

図5　パペットグラブ

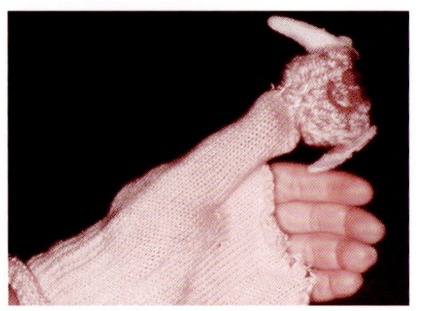

しゃぶる指に人形をつけ，他の指はフリーにする．

図6　指しゃぶり防止装置

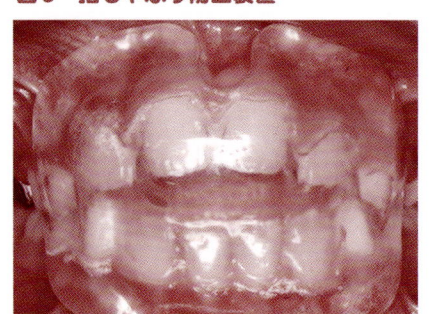

　就学前にこのような姿勢で対応できただけで，口腔習癖とそれに関連する問題が解消することも少なくありません．これは行動パターンの定着が浅く，また口腔機能の獲得期にあるからです．まずはこの状態でしばらく様子をみていきます．

　第三者である支援職は，経過観察期間中に信頼感や安心感の形成をはかりつつ，指しゃぶりについての客観的事実を伝えていきます．「お友達とけんかして悲しかったとき，この指が助けてくれたんだね」といった共感も，「このまま吸っているとどうなるかな」といった情報も，大人の一方的な「やめさせたい」という価値観抜きで伝えます．「吸いたければ吸っていられるように，おうちの人にお願いしておくからね」といったフォローも効果的です．

子どもに客観的判断が生まれたら

　こうした心理的解放後の第三者との体験共有から，子どものこころのなかに，自分自身に対する客観的な判断が育っていきます．「どんなときに吸いたくなるのか」といった設問に自問自答する過程が大切です．市販の子ども向けの冊子もありますが，自分の物語として認知できない場合には，子どものアルバムから選んだ写真などを使ってお話を創作すると，必ず「自分が主人公」の意識が生まれます[5]．大切なのは，大人の善悪の判断を子どもに押しつけるのではなく，子どもに主体的判断が生まれるのを待つことです．

　習癖についての理解も進み，子どもに行動パターンを変えたいという自発的要求が生まれたら，手袋などの補助的用具を就寝前から着用するのもよい方法です（図5）．やめようと思っていてもなかなかやめられない場合

図7 指しゃぶりカレンダー

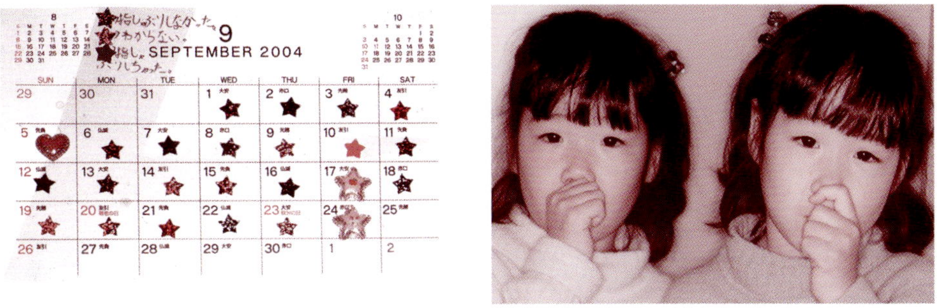

には，行動変容を応援する手段として，指しゃぶり防止装置（**図6**）を子ども本人が納得したうえで使用するのも問題ありません．歯科医と相談して装置を製作するなら，子どもが自分で選択する行程を設けると，装着の動機が強化されます．また，「しゃぶった／しゃぶらなかった」，「装置を使った／使わなかった」を判別するシールを決めて，子ども自身に毎日カレンダーに貼ってもらうのもよいでしょう（**図7**）．カウンセリング時にカレンダーを持参してもらい，どんなに小さな変容でも（たとえば，うまくいかなくてもサインのシールを貼り続けているなど），共感・賛同・期待の態度と言葉かけを心がけます．

このような陽性の行動変容強化法が意識されると，他者からの継続的な肯定的評価から自信につながる自己評価が生まれます．がんばってプログラムを続けていることを自他共に評価できるような工夫が，次の問題解決への自信につながるのです．またそこではじめて，自分のネガティブな面についても客観視できるようになります．

第三者の介入支援の意義

家庭内でこうした演出ができる場合もあるでしょう．しかし，わが子のこととなると，冷静な客観的判断ばかりを求めるのはつらい場面もあると思います．第三者がこうした状況で果たす役目は少なくありません．保護者に対しても，認知・受容・共感の原則を意識した対応ができれば，より効果的です．

なかには，どうしてもやめられない子どももいます．そうした子どもこそ，しっかりと抱きかかえられて受容されることを待っています．大人に欲しいのは，「待つ」姿勢ではないでしょうか．

（佐々木　洋）

キシリトールをうまく使いましょう

「キシリトール」といえば，最近では，「ガムの代名詞」のように一般の方にも認識されてきているようです．そして「キシリトール」入りのものであればむし歯にはならないので，いつでも口に入れてよいと思っている人も多いようです．むしろ，「むし歯予防のために積極的にかんだほうがよいのでしょうか？」と質問されることもしばしばです．では，「キシリトール」とは一体どんなものなのでしょうか？　その効果，外国での使われ方，日本での評価など，今回は「キシリトール」を簡単に説明し，現在の日本での「キシリトール」の上手な使い方を考えてみたいと思います．

キシリトールとは？　その効果は？

そもそも「キシリトール」とは，自然界に存在する天然の五単糖（5つの炭素原子と水酸基を含む）の糖アルコールであって，多くの果実や野菜にもごくわずかに含まれているものなのです．樺の木，ブナのような広葉樹，トウモロコシの穂軸に存在していて，それらから工業的に生産されているものです．フィンランドの研究者が，白樺の樹液から抽出したものとしても有名です．糖アルコールはショ糖の代替甘味料として利用されており，ソルビトール，キシリトール，パラチニット，マルチトールなどがあります．それらのなかで，一番甘みが強いのがキシリトールです．また，溶解するときに熱を吸収する作用があるので，清涼感を感じる味質をもっています．この甘さは加熱しても消失することはないので，調理にも利用できます．

キシリトールの特徴とメカニズム

また，エネルギー値が低く，血糖値を上げないので，ダイエット甘味料として効果がありますが，一過性の下痢を引き起こす"副作用"もありますし，やや高価です．そして，なんといっても一番注目されているのは，抗う蝕（むし歯）作用です．キシリトールのう蝕（むし歯）に対する作用を調べるために，数多くの実験，研究が行われていますが，それらの実験結果からは，キシリトールが非う蝕原性であることが示されました．つまり，ショ

糖のように甘いキシリトールですが，むし歯にはならない，ということです．

そのメカニズムを簡単に説明します．むし歯の原因菌であるミュータンス菌は，本来，ショ糖などの糖を摂取し繁殖していくのですが，糖アルコールであるキシリトールは，ミュータンス菌に取り込まれても，菌の栄養（エネルギー）にならず，ミュータンス菌そのもののエネルギーを消費させてしまい，ミュータンス菌は消耗してしまうというわけです．

そのほかの効果として，テレビなどのコマーシャルでは，初期むし歯にCa（カルシウム）の再石灰化を促し，歯を元の健康な状態に戻す効果があるとしていますが，直接的な効果ではなく，ガムなどをよくかむことで唾液の分泌を促し，唾液中のCaの再吸着を促す副産物効果であると理解されています．

フィンランドでの使われ方

フィンランドでは，1972年に国民の健康維持のために活動を行うことを目的に「国民健康法」が制定され，それまでの治療を中心にした医療から，予防や健康管理に目を向けるようになったといわれています．そして，歯科においては，この法律に基づく歯科健康診査やフッ化物を中心にした予防処置の実施など，いろいろなプログラムが科学的根拠（EBM）に基づいて用意されました．各地方自治体（市町村）によって細かいところは違うようですが，その1つとして「キシリトール」が追加のプログラムとして実施されているようです．具体的に説明すると，各学校内に保健センターが設置されていて，歯科衛生士が常駐しています．児童・生徒は定期的に呼び出され，（授業時間中でも）健診を受けます．その健診結果に基づき，「むし歯ハイリスク群」と「ノーリスク群」とに分けられ，ハイリスク群にはキシリトールガムが処方され，給食後にガムをかむ児童がいたりするそうです．もちろん，フッ化物の定期的な塗布や，むし歯予防のための学習も保護者同伴で行われます．それ以降は，個人のむし歯のかかりやすさにより，最長2年ごとに定期的な口腔保健管理が19歳まで実施されるそうです．そのなかで，常にキシリトールについて説明されているそうですが，キシリトール摂取を強制するような保健指導ではなく，利用するかどうかは養育者の選択に委ねられているそうです．ただ，日本と違う点は，キシリトールを利用したいときはいつでも利用できるような社会環境が整備されている，という背景があることでしょう．

いずれにしても，そのような国家的プロジェクトにより，1975年に満12歳児のDMFT（一人平均むし歯永久歯数）は6.9本であったのが，1982年には4.0本，1991年には1.2本となり，現在も低いレベルを維持しているようです．

　現在では，EBMに基づくプログラムとして，ミュータンス菌の垂直感染（母子感染）を防ぐための"妊婦へのキシリトールガム摂取指導"のプログラムが行われていると聞きます．

日本での評価

　現在日本でも，キシリトールの効果を疑う歯科医師はいないでしょう．しかし，その使い方については意見がまちまちです．最大公約数的な表現をすれば，"ガムを食べるならば，キシリトールガムを選んだほうがよい"といったところです．その背景には，日本にはフィンランドのような国家的なプログラムやプロジェクトがない状態で，テレビコマーシャルなどが先行してしまったことがあります．

　ある学校で，「うちは，子どもに薬だといって食後にキシリトールガムをかませています．持参させますので，学校でも給食後にキシリトールガムをかませることをお許しください」，と言ってきた保護者がいたそうです．子どもたちにとってはお菓子だと思っている"ガム"を，教室のなかで一人かんでいるという光景はどんなものでしょう．まだそのようなプログラムが確立されていない日本の社会では，奇習として受け取られかねません．

　歯科保健の観点でも，中心的なプログラム，つまり，歯科健康診査システムやフッ化物を中心にした予防システムがない状態で，キシリトールの付加的なプログラムだけが先行しては，フィンランドと同じような効果は期待できないでしょう．

キシリトールをうまく使いましょう

　近年のフィンランドのプログラムと同じように，日本の歯科大学のなかにも，「むし歯は感染症である」ことから，甘味制限などの食事指導や清潔な口腔環境を維持するための歯みがき指導などよりも，感染予防対策をむし歯予防の第一歩と考える研究者がいます．ミュータンス菌の感染（定着）の時期は，一般には歯が生えてからと考えられていますが，感染する時期が早ければ早いほど，その後，むし歯になる確率は有意に高くなる，

との報告があります．その感染源となる確率が高いのは，子どもと接する時間の多い母親であり，母親の口の中の菌数を減らすことは，子どものむし歯予防に直結すると考えられます．ですから，母親のキシリトール摂取は，子どものミュータンス菌感染のリスクを減らし，むし歯を予防することに大きく関与する，と考えられているのです．

　また，キシリトールが一過性の下痢を引き起こす副作用をもつことから，成長期の子どもには適さない，という考え方もあります．キシリトールをうまく使うには，子どもの周りの養育者が使用するほうがより効果的だろう，という意見です．ただし，厚生労働省も唱えている「育児不安の解消」のためには，母親だけが感染源になるわけではないので，「母子感染」という限定した言い方には注意が必要です．

　現在，市販されているキシリトールを含んだ製品には，ガムやキャンディーだけでなく，タブレットや歯磨剤もあります．それらを時と場所，好みなどによって，上手に利用できればよいのではないでしょうか．

　日本においてキシリトールをうまく使うには，特に子どもの場合は，「むし歯にはならないから……」といってだらだら口に入れるのではなく，正しい理解と管理のもとに，「同じ口に入れるものなら，キシリトール入りのものを選ぶ」ということを伝えるとよいでしょう．そして，その前提として，「歯をみがく」，「フッ化物などを使って予防をする」，「正しい食生活をする」，「歯科医院で定期的な健診を受ける」といった口腔保健行動がとても重要になることも，忘れずに伝えていただければと思います．

（丸山進一郎）

転んで、歯肉から血が出ています！
――事故の実態、応急処置と予防、治療

はじめに

　子どもたちのすこやかな育ちを願う者にとって、子どもの事故は決して起こってほしくないことです．私は小児歯科の開業医ですが、歯や口のけがで診療室にみえるお子さんは少なくありません．それが保育園や幼稚園で起こったことであれば、保育士さんや看護師さんをはじめ、園の先生方が、「転んで、歯肉から血が出ています！ 大丈夫でしょうか？」と心配そうに付き添ってこられます．もちろん子どもも、お母さんやお父さんがいなくてとても不安そうです．そんなとき、けがが軽症で消毒するくらいで済めば、本当にほっとします．

どのくらい事故は起こっているの？

　ところで、子どもの事故はどれくらい起こっているのでしょう．0歳児を除いた1～19歳の子どもの死因の第1位が、大人とは違って「不慮の事故」であることは、よく知られています．しかし、死亡事故は氷山の一角であり、外来受診を必要とする事故は年間900万件起きているという推計もあり、毎日、多くの子どもたちが事故に遭遇しているのです．

　子どもの事故の多くは家庭で起こっていますが、保育園などの家庭外での事故も少なくありません．ある県の調査では、6歳未満の子どもの事故は64％が家庭で起こっていて、その次に多かったのが保育園で7％だったそうです．これから、保育園や幼稚園に通う子どもが増え、園で過ごす時間も長くなれば、事故に遭遇する機会も増えると考えられそうです．

　それでは本題に戻って、歯や口に関わる事故はどのくらいあるのでしょう．都内のある区立保育園の調査では、受傷部位で最も多いのが顔で、どの年齢でも50～70％を占めていて、次いで上肢、頭部、下肢の順でした．そのなかで、歯は全体の13％を占めていました（**図1**）．顔のけがはここ数年増加傾向にあり、転倒したときにとっさに手をつくことができず、顔や歯にけがをしてしまう子どもが多いなど、運動能力の低下とも関係しているようです．

54　すこやかな口　元気な子ども

図1　保育園におけるけがの種類

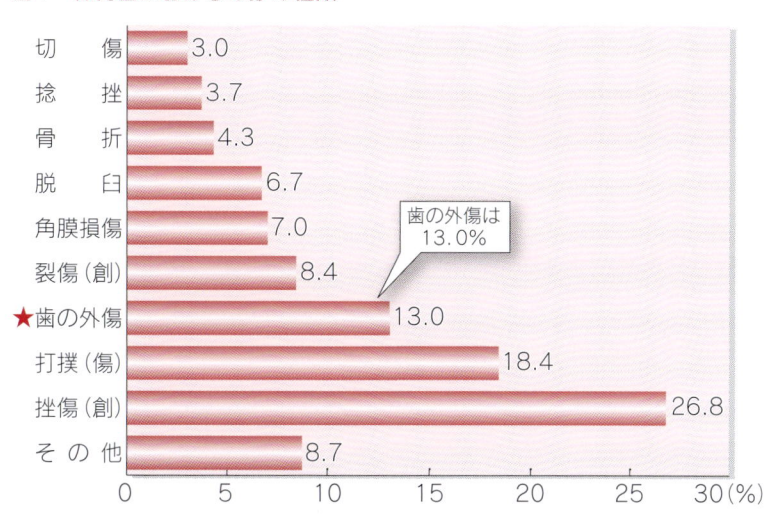

種類	%
切傷	3.0
捻挫	3.7
骨折	4.3
脱臼	6.7
角膜損傷	7.0
裂傷（創）	8.4
★歯の外傷	13.0
打撲（傷）	18.4
挫傷（創）	26.8
その他	8.7

歯の外傷は13.0%

歯をぶつけるとどんなことが起こるの？

歯のけがにはどんなタイプがあるのでしょう．子どもが事故で歯を強くぶつけると，こんなことが起こります．

❶ 揺れはほとんどないが，歯の周りからジワッと血がにじんでいる．
❷ 歯が揺れている．
❸ 歯が折れた．
　→見えているところで折れた（歯冠破折）．
　→根が折れた（歯根破折）．
❹ 歯の位置がずれた（変位）．
❺ 歯が埋まった（埋入），あるいは，飛び出た（挺出）．
❻ 歯が抜けた（完全脱臼）．
❼ 唇や歯肉が切れた．
❽ 少ししてから，歯の色が変わった（変色）．

起こったとき，どうしたらいいの？

　園や家庭で，対応に悩むのは❶のケースではないでしょうか．血がにじんだけど，すぐ止まったし，それほど痛がってもいないようだ．このまま様子をみていても大丈夫かしら，と考えることが少なくないと思います．このような場合，清潔にして，数日は硬い物を前歯で食べないようにすれば，問題のないことが多いと思います．しかし，なかには歯の根が折れて

いたり，数日〜数カ月経過してから歯の色が変わったりすることもあります．できれば歯科を受診することが望まれます．特に，歯の色の変化の多くは，歯髄（歯の神経や血管）の内出血によるもので，保護者がとても心配することの1つです．

　その他のケースでは，おそらく迷わずに歯科を受診するでしょう．最近では，歯の事故のほとんどは，適切な処置を受けることで，抜いたりせずに残したり，元の形に戻すことができ，食べたり，話をしたりといった機能を維持させることが可能です．たとえば，欠けていればかけらを利用したり，レジンという材料（合成樹脂）を使って元どおりの歯にします．動いていれば，歯にギプスのようなものをつけて固定します．位置がずれていれば，元の位置に戻して固定します．抜け落ちてしまっても，適切に保存＊していれば，抜けてしまった歯をもう一度植えることもできます（再植）．そのためには，受傷後，できるだけ早く歯科を受診することが必要です．

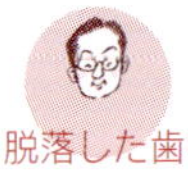

　日ごろから，事故への適切な対応はもちろん，けがをしてしまった子どものこころへも対応してもらえるように，子どものかかりつけ歯科医を把握しておいたり，医療機関と連携を深めておくことも大切です．**図2**に，事故が起こったときの対応例をまとめてみました．

＊脱落した歯を牛乳につけておく方法や，1時間以内の受診が可能であればラップに包んで乾燥を防ぐ方法があります．また，専用の保存液（Dent Supply™など）も販売されているので保育園などでは常備しておくとよいでしょう．

事故も病気と同じ，予防が大切です

　子どもが事故にあったとき，「不幸にも」あるいは「思いがけないことで」などという表現をよく聞きます．その言葉には"避けることのできないもの"といったニュアンスが含まれているように思います．しかし最近では，

図2　事故が起こってしまったときの対応例

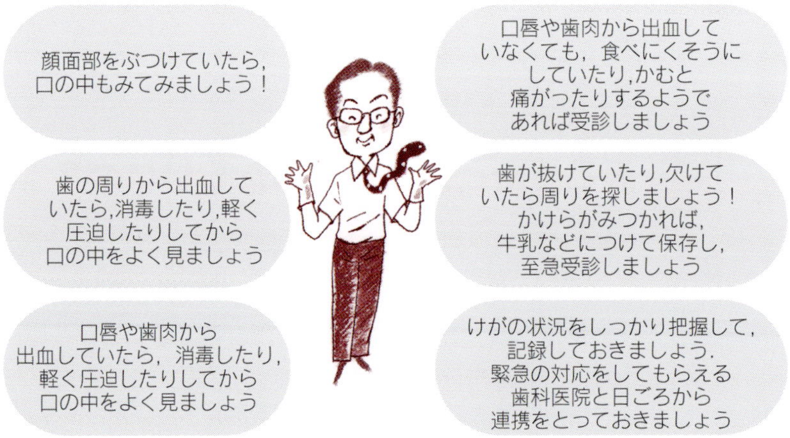

- 顔面部をぶつけていたら，口の中もみてみましょう！
- 口唇や歯肉から出血していなくても，食べにくそうにしていたり，かむと痛がったりするようであれば受診しましょう
- 歯の周りから出血していたら，消毒したり，軽く圧迫したりしてから口の中をよく見ましょう
- 歯が抜けていたり，欠けていたら周りを探しましょう！かけらがみつかれば，牛乳などにつけて保存し，至急受診しましょう
- 口唇や歯肉から出血していたら，消毒したり，軽く圧迫したりしてから口の中をよく見ましょう
- けがの状況をしっかり把握して，記録しておきましょう．緊急の対応をしてもらえる歯科医院と日ごろから連携をとっておきましょう

図3 予防するにはどうしたらいいでしょう？

生活環境への配慮
- 段差を少なくしましょう．床に電気コードや新聞紙を放置しないなどにも気をつけます．
- 部屋の明るさをチェックしましょう．高い場所には近づくことができないようにします．
- 衝撃をやわらげるために，テーブルの角にクッションカバーをつけたり，ガラスにぶつかったときの対策として，ガラスに飛散防止フィルムも利用しましょう．
- はさみや箸や歯ブラシを持ったりして遊ばせないようにしましょう．口に入れたまま転んで，口の中に突き刺したりすると大変危険です．

子どもの目線での安全チェック
- 這ったりして，子どもと同じ目線で，安全面のチェックも心がけましょう．

子どもの対応能力への配慮
- 危険をなくす努力だけでなく，遊びなどを通じて，子どもに危険な事態や状況への対処の仕方も知らせるような安全教育も心がけましょう．

"事故も病気と同じように予防できるもの"という考え方が広まってきて，情報の収集や科学的な分析が行われています．

幼児の80％は事故を経験しているとの報告もあります．こうした情報をもとに，子どもの事故がいつ，どこで，どんなふうに起こるのかを知り，家庭や園などでも事故防止をはかることが大切です．

歯や口の事故はどんなときに起こるの？

それでは，歯や口の事故にはどんな傾向があるのでしょう．

1. 性別：男児が女児の2〜3倍多い．
2. 年齢：一人歩きするようになる1歳ごろから探索心が強くなる3歳ごろまでが全体の半分占め，友達遊びが増える5歳ごろも多い．
3. 季節：寒くなり始めて活動が鈍くなる10，11月と，逆に活動が活発になり，生活環境の変化も多い3，4月も多い．
4. 場所：保育室や廊下などの園内が6割を占め，次いで園庭が3割を占める．
5. 時間：午前中の10〜11時が全体の7割を占める．
6. 理由：衝突が最も多く，振り向いたときや走っているときに起きる．

このような傾向を知ったうえで，生活環境への配慮，子どもの目線での安全チェック，子どもの対応能力への配慮などを実践して，子どもを歯や口の事故から守ってあげましょう（図3）．

すこやかな口と歯は，元気な子どもの証です． （田中英一）

なかなか飲み込めません

「かむこと」と「飲み込むこと」

　乳幼児期は，食べる機能が獲得され，習熟されていく時期です．機能の発達には個人差が大きく，また機能が未成熟な時期には，さまざまな食べ方の問題もみられやすくなります．「よくかめない（かまない）」，「なかなか飲み込めない（飲み込まない）」というのは，子どもの保護者の食べ方に関する訴えのなかでは比較的多いものです．このような食行動をみていく場合，「できない」のか，「できるけどやらない」のかを見分けて対応していく必要があります．

　かむこと（咀嚼）は，乳歯が生えて離乳の後半以降に獲得される機能であり，奥歯が生えそろう2歳半過ぎまでは機能発達面でのバリエーションも大きいものです．「よくかめない」というのは，低年齢の幼児にとっては，発達過程における一過性の食行動の場合も多いようです．また，食体験や口の中の状態（むし歯やかみ合わせの不正など）によっても，かむ機能は大きく影響を受けます．しかし，かむ機能が獲得されていても，心理的な要因などでかまずに食物を口の中にためていたり（貯留），吸うような食べ方をするとか，かまずに丸飲みするような食べ方が習慣化している子どももみられます．このように「かめない」と「かまない」では，アプローチの方向が違ってきます．

　一方，飲み込むこと（嚥下）は，口から食べる場合の最も基本的な機能です．哺乳でも「吸うこと」と「飲み込むこと」ができないと，自分の力で栄養を摂ることはできません．成熟嚥下といわれる「口を閉じてゴクンと飲み込む」動きも，離乳のはじめのころに獲得される機能です．飲み込みがうまくできない子どもは，たとえ流動食であろうと，口からの栄養摂取は困難となります．「なかなか飲み込めない，飲み込まない」子どもの多くは，飲み込む機能は獲得していても，次の段階の咀嚼の機能が十分発達していないために食物を飲み込みやすい形に処理できていないか，食欲がなかったり，好き嫌いが多かったり，心理的な要因などから食べたくないためにためているものと考えられます．

なかなか飲み込めない（飲み込まない）食行動の見方

　「なかなか飲み込めない」，「飲み込まずに口にためる」などの食行動は，子どもの年齢や食べる機能の発達段階で見方が変わってきます．
　1～2歳代の子どもでは，離乳が完了してもすぐ大人と同じような食事がとれるようになるわけではありません．特に1歳代の子どもは，まだ最初の乳臼歯が生えてきたばかりで，多少かみつぶすことはできても，すりつぶすことができません．繊維の多い肉や野菜，薄い葉野菜，弾力の強い練り製品など，かみつぶしただけでは食べやすい形にまとまらないものやパサパサしたものは，うまく飲み込めません．かんだだけで口から出してしまう子もいますが，なんとか飲み込もうと努力する子もいて，ためていたり，無理に丸飲みするわけです．私たちが東京都内の保健所で行った食行動に関するアンケート調査からは，1歳代では「肉や野菜を口から出してしまう」食行動がみられやすく，「出すことが多かった」が28％，「ときどき出した」が58％，「出さずに飲み込んでいた」は14％でした．また，1歳代で「飲み込まずにためる（貯留）」食行動は，「よくあった」が9％，「ときどきあった」が41％，「ほとんどなかった」が50％でした．いろいろな食物を処理する能力が発達途上の時期には，うまく処理できない食物を出してしまったり，ためているという行動は，あまり問題視しなくても大丈夫でしょう．
　しかし，3歳ごろになって，歯を使った咀嚼を習熟する時期になっても，なかなか飲み込まずためている食行動のみられる子どもには，機能面より環境面や心理面での問題が考えられます．前述の食行動に関する調査では，3歳児でも「食物の貯留がよくある」子どもが9％みられました．同時に，「かまない」，「飲み込まない」などの食行動は，外遊びの頻度や食事への意欲と関連がみられました．就寝時間が遅く生活リズムが不規則だったり，外遊びが少ないなどの日常生活の問題や，親が食べることを強要したり，子どもが受動的だったりという親子関係の問題が，子どもの食欲や食行動に大きな影響を与えているものと考えられます．

ためる（貯留）行動の推移と歯科的影響

　前述の私たちの調査では，1歳代と3歳時点での食物貯留のよくみられる子の割合はともに約9％，ときどきみられる子をあわせると約半数という結果でした．そこで1歳代と3歳時点での食物貯留の行動の推移をみて

図1　1歳代と3歳時点での貯留の関連

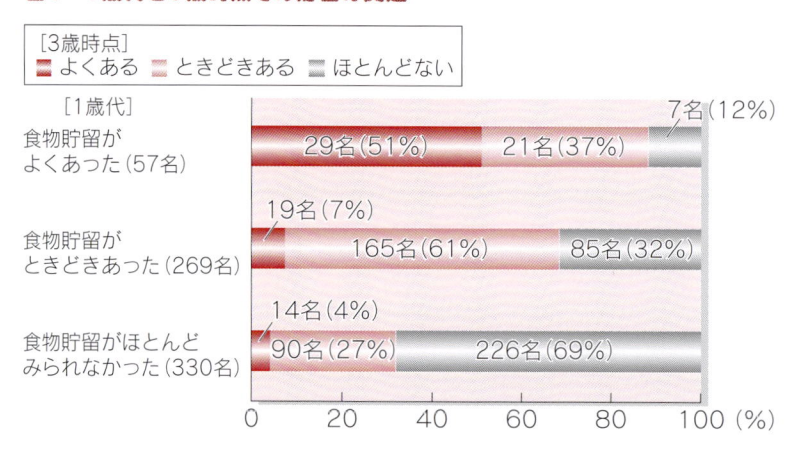

[3歳時点]
■よくある　■ときどきある　■ほとんどない

[1歳代]
食物貯留が
よくあった（57名）：29名（51％）／21名（37％）／7名（12％）

食物貯留が
ときどきあった（269名）：19名（7％）／165名（61％）／85名（32％）

食物貯留がほとんど
みられなかった（330名）：14名（4％）／90名（27％）／226名（69％）

みると，1歳代で食物貯留がよくみられた子では，3歳時点でも半数近くに貯留がよくみられ，1歳代で貯留がほとんどみられなかった子では約70％が3歳でも貯留がみられず，1歳代と3歳時点でのためる行動には関連がみられました（**図1**）．しかし，1歳代でときどき，またはほとんどみられなかったのに，3歳でよくみられるようになった子も一部いたことから，食物をためる行動が増齢的に解消するとはいえないことがわかりました．

次に，1歳代と3歳時点における貯留の推移と，3歳時のう蝕との関連をみたところ，3歳で貯留のみられる子どものう蝕有病者率が高く，1歳代より3歳時点での貯留がむし歯の発生に関連していました．特に，1歳代で貯留がなく3歳時点でよくある，という群が最も高いう蝕有病者率を示し，乳歯が生えそろってからの食物をためる食行動がむし歯の発生を高めていることが推察されました（**図2**）．

🍎 なかなか飲み込めない（飲み込まない）子どもへの対応

食物を口に入れたままためている子どもに対しては，「早く食べなさい」とか「早く飲み込みなさい」という言葉かけをしがちです．でもその前に，ちょっと子どもの口の中の状態や生活状況をみてあげましょう．

乳歯の奥歯がまだ生えそろっていない時期には，食べにくいものも多く，かんでみても飲み込みにくいものは口から出してしまうか，ためがちです．「汚い」とか「ちゃんと食べて」と対応すると，食欲の旺盛な子どもなら粗きざみの状態のまま飲み込んでしまいますが，口から出すことも飲

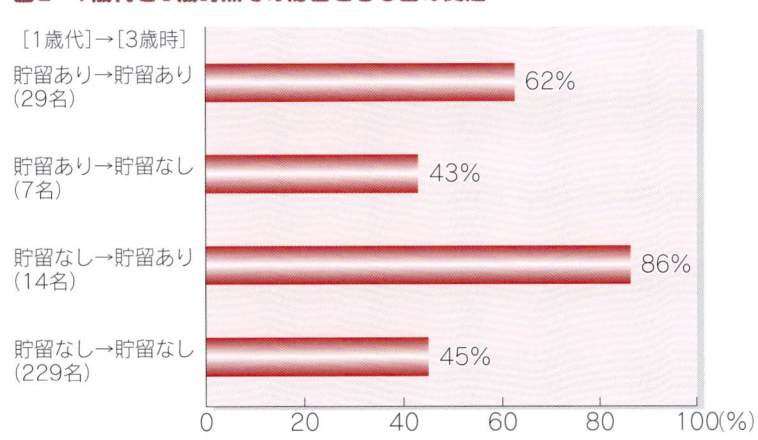

図2　1歳代と3歳時点での貯留とむし歯の関連

[1歳代]→[3歳時]
- 貯留あり→貯留あり（29名）：62%
- 貯留あり→貯留なし（7名）：43%
- 貯留なし→貯留あり（14名）：86%
- 貯留なし→貯留なし（229名）：45%

う蝕歯有病者率

み込むこともできない子は，ずっとためていることになります．歯の生え方や咀嚼の発達に食物の調理形態をあわせてあげるとともに，はじめての食品や食べ慣れていないものなどは，「出してもいいよ」とおおらかに見守る姿勢が大切です．

　また，生活状況からも，睡眠や昼間の生活リズムが不規則で活気がない子や，外遊びが少なく運動不足の子などは，お腹が空かず食欲もないため，「あまり食べたくない」という意志表示を"ためる"行動で出している，とも考えられます．間食やジュースなどでお腹が減っていない場合も同様で，食事時間になっても食欲がわかずにためる行動がみられがちです．もともと少食の子どもに，もっと食べて太ってほしいと願う親も少なくありませんが，食事の強要は子どもの食欲を失わせ，食べる楽しみまで失わせてしまいます．

　「食べる」行動は多くの要素の関わりのなかで育つものなので，1つのアプローチだけですぐ問題が解決するとはいえませんが，子どもの「食べる」行動を伸ばす第一歩は，子どもの生活と体調を整えて，楽しく食べる環境をつくることでしょう．

　子どもは「食べる」ことを通じて，生命維持や活動に必要な栄養を身体に取り込むとともに，周囲の人たちと関わりながら食事をとっていくことで気持ちの安らぎや満足を得て，生きる意欲を育てます．「食べる」力を育てることは「生きる」力を育てるのだ，という視点で，歯科からも口からの健康支援を考えていきたいと思っています．

（井上美津子）

伝えていきたい食文化

食のプロセスすべてが文化

　世界中のすべての人にとって，「食べる」ということは，単に生きていくための空腹を満たす手段ではなく，おいしいものを作って仲良く一緒に食べるといった人生の歓びそのものです．この歓びの背景には，おいしく感じる"味覚"だけでなく，ともに食べることを楽しめる"感性"があります．つまり，人や物との相互関係から生まれる感覚や体験があってはじめて，おいしく食べることができるのです．

　「食べる」のプロセスである，原材料の生産から流通，購入・調理・味つけ・盛りつけといった個別の消費過程，さらには食事作法を含め，すべての場面においてヒトの文化的な行為が営まれており，食べることは文化そのものともいえます．従来はそれぞれの地域社会のなかで，お国言葉と同じように，地域の食文化が守られてきました．

　しかし，第二次世界大戦後の社会環境の激変に伴い，食文化の継承メカニズムが著しく弱体化したことから，日本の食は迷走し始めたようです．かつては他者のいのちを手間とひまをかけていただくものだった「食べる」が，ファストフードの普遍化にみるように，いかに効率よく（安く・早く・簡単に）「済ませる」か，へと変遷しました．

いま求められている食育支援の目標

　「食育」を検討している行政も，食の文化的背景に注目しています．2005年に施行された「食育基本法」では，食をめぐるさまざまな問題の1つとして，豊かな食文化が失われつつあることを指摘し，食文化継承のための活動の支援などをあげています．

　身近な地域社会の大人たちには，次の世代が「食べる」ことを主体的に考え，自分自身の食行動を楽しめる力を獲得できるための支援が求められています．子どもたちが「食べる」力を身につけて成長したなら，いずれは次々世代の「食べる」を育み，また上の世代の「食べる」を看取る力も養えるでしょう．個々の生活のなかだけでなく，地域社会の一人として生きる（活きる）姿勢を育むことが，広い意味での食育の目標なのです．

子どもの「食べる」を育む

　食べ物を味わう力は，乳幼児期からの食体験の賜物で，安心して楽しく食べられることが食への意欲を培うのです．「食べる」の始まりである"おっぱいを吸う"ことを考えてみましょう．お母さんに抱かれて伝わる体温の温もり，わずかなしぐさや，喃語に応答する大人のまなざしや言葉があってはじめて，赤ちゃんの安心が生まれます．安心して身体を養うための栄養を摂る作業は，信頼感や幸福感の源でもあり，ゆとりのなかから他者との楽しいやりとりも始まります．たとえば授乳中には，やさしい揺さぶりでまた吸い始め，ゆすってくれないと声を出す，といった様子が観察されますが，こうした相互作用からコミュニケーションの基礎がつくられていくのです．つまり，飲んでいるのが母乳であれ，調合されたミルクであれ，相互に確認しあう愛情とともに与えられればこころの糧となるのです．

　続く離乳期からの「食べる」は，子どもにとっては毎回未知との遭遇体験です．いままで慣れ親しんでいた乳汁のもつテクスチャー・色・におい・味とは全く異なるものを体験することとなります．これを支えるのが，摂食機能の発達と子ども自身の食べることへの興味です．家族の言葉かけや食べている様子から，新たな食への興味が生まれます．

　このように「食べる」が育つ場は，かつては家庭や祭りを仕切る地域の集まりといった，自発的に生まれた生活集団でした．しかし，食文化の継承や地域の育児支援の恩恵を受けることが少ない現代の育児世代にとっては，学校や保育園・幼稚園が唯一の救済の場になっているのも現実です．ならば，こうした現場の支援職に求められている食育支援とは何か，考えてみたいと思います．

食文化を継承する基盤

　食べさせたいものを味わわせる工夫こそが，食文化を伝える行動の第一歩です．次の4つの項目が，子どもがおいしく楽しく食べる力を獲得するための基盤となります．

①生活リズムから空腹感を養う

　食事は覚醒中の行動で，食べる意欲が育つには，睡眠・覚醒のリズムと空腹・満腹の感覚が必要です．しかし，3時間周期の生命リズムで生まれ

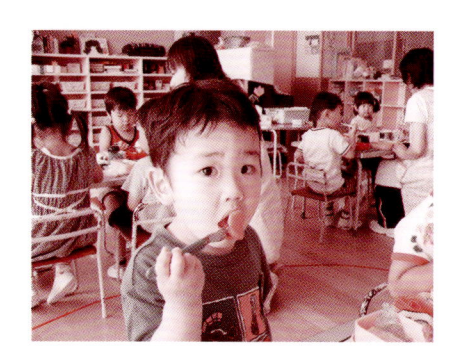

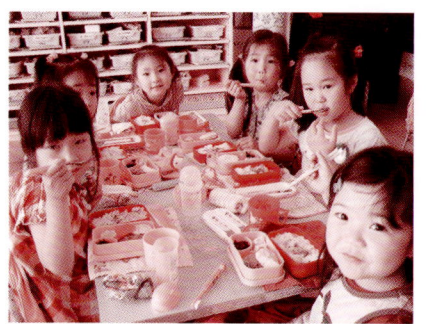

写真提供：新屋幼稚園（秋田県）

た新生児が，午前・午後・夜間というリズムを獲得し，やがては成人と同じような24時間周期になるには，4〜6年かかるとすらいわれています．

両親ともに就労していれば，大人の遅い夕食にあわせて子どもが夜食をとる，という機会が多くなります．その結果，就寝が遅くなり起床も遅くなると，朝食をとる時間はなくなります．また，夜食をとると起床時に空腹感が得られないので，おのずと朝食を抜きがちになるのです．朝食を抜くこと（欠食）は血糖値や体温の上昇を遅らせ，午前中の子どもの創造的な感覚を鈍らせるともいわれています．夜型の生活リズムをつくらないためには，夕食後の飲食を避け，早寝をさせて，子どもが空腹で起床し，朝食に始まる生活リズムを確立する工夫をしましょう．空腹と満腹の感覚は，食事を充実させる最も重要な条件です．幼児期には，「いただきます」で食事が始まり，「ごちそうさま」で終わることを，言葉だけでなく身体感覚としても身につけてほしいものです．

③うす味を楽しめる味覚を育てる

好き嫌いが少なく，さまざまな食材を楽しめるように育つためには，離乳期に食材のもつ微妙な味を体験することが大切です．1つの素材をとっても，「走り・旬・名残」と，盛りの前後で「味わい」は変化します．同じ種子でも，育つ土壌や気候が異なれば成長は大きく違ってきます．つまり，食文化は気候風土を背景に，手に入る新鮮な素材の持ち味を地域ごとに活かし，豊富に得られる素材の保存法や多様な利用法を工夫してきた歴史そのものといえるのです．

好き嫌いがあるのなら，子どもの食べる機能の発達の状況を把握するだけでなく，"嫌い"の理由が食材に対してなのか，調理法や味つけなのかなどの判別が大切です．また，子どもの食べる機能の発達段階にあってい

ない調理法や食具の使用は，"食べにくい"という理由で嫌がることが多いものです．たとえば，乳臼歯がすべて生えていない時期であれば，きざんだキャベツは口に運ぶことが難しく，奥歯ですりつぶす機能は未発達で，食塊形成もしにくいので嫌がります．でも，煮込んだキャベツなら大丈夫，ということもあるでしょう．

　子どもは食べたことのない食材を本能的に嫌がります．特に，酸味や苦味のある野菜などは，ほんの少しずつ，何回も口にする体験がないと好んで食べるようにはなりません．そして，楽しく食べられないとおいしく感じることもできません．雰囲気のよい食卓が，「おいしさ」を感じる大切な要素なのです．子どもの食に対する好奇心を育み，「おいしさ」を楽しめる方法を工夫する気持ちを保護者にもっていただくには，私たち専門職が家族の生活背景や食への考え方を理解することこそ大切で，保護者や相談者に決して無理強いしないことが基本です．

好き嫌いに苦慮している方へのアドバイス

- 親や食事の作り手の好き嫌いや苦手の有無を考えてみる．
- 食べさせたい理由が栄養学的な理由であれば，他の食材を広く検討する．伝えたい食材・料理・家庭の味であれば，たくさんの記憶のなかに埋没しない「おいしい！」記憶が残る特別な食事機会などを活用する．
- 空腹の状態で食卓につけるようにするために，おやつの内容・量・時間帯を検討する．身体を使った夢中になれる遊びを取り入れる．
- 個人ごとに盛りつけず，大皿から取り分けて食べる料理も食卓にのせる．「おいしいね」と周囲が食べている様子を繰り返し見ることで，子どもが興味をもち，少量ずつ受け入れられるようになることも多い．

---

③食事の基本型 ―一汁二菜のすすめ

　昨今の情報伝達手段の発達に伴って"食の情報"は氾濫し，1つの食品に固執したり，サプリメントや簡単に栄養補給できる食品を食事の代用と考える育児世代も出てきました．家庭で食事の準備にかける時間も短縮傾向で，外食や中食*の利用も増加しています．子どもの「食べる」を育む支援をする大人たちは，成長した子どもが判断力をもてるように，具体的な食事の基本型を伝えましょう．

　食事を「主食」と「一汁二菜」で組み立てることも基本です．ここから始めると，食材の組み合わせや調理法・味つけの工夫によって，1品中に多

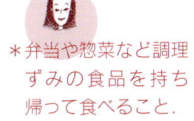

*弁当や惣菜など調理ずみの食品を持ち帰って食べること．

くの食材が利用された一汁一菜へも，シンプルな一汁三菜へも容易に展開することができます．主菜と副菜のバランス感覚が身につくだけでなく，中食を利用しながらも，一汁二菜のうちの1品でもつくることで食材への知識が豊富になるので，食材の選択，調理，味つけ，盛りつけを学ぶことができます．

　食事をつくる作業にはさまざまな利点があります．購入した素材を余すことなく利用する工夫から，材料の各部分がもつ味や性質を理解することができます．また，骨があってこそおいしい肉や魚，安心して皮まで利用できるリンゴやナツミカンが記憶に残れば，廃棄量を減らす想像力も生まれます．さらに，地域の特性を活かした生産物を利用すれば，地の味・旬の味や各家庭の味を伝える機会にもなるでしょう．

④子どものコ（孤・個）食を避ける

　戦後混乱期の飢餓を経て経済成長を成し遂げたいま，日本は飽食の時代を迎えました．経済成長と同時に始まったグローバリゼーションは，地域社会での地場産業や，伝統を色濃く反映していた日本の食文化をも激変させました．地域や家庭で継承されるはずの食習慣や食行動も，核家族化やマスメディア・流通産業の発達によって均一化され，全国どこでも同じ味わいの，個性や工夫のない栄養補給を目的にしたものになりつつあるように思えます．

　しかし，「食べる」ことは，単に身体の発育や維持をまかなうだけの行為ではありません．みんなと一緒の食事は，交わす言葉や表情から互いを思いやるこころを育み，互いが気持ちよく食べるための，礼儀や作法を含めた人間関係のあり方を学ぶチャンスなのです．また，生命あるかぎり，「食べる」ことは人のこころを充足する行為で，乳児はもちろん介護の必要な方にとっても，生きる希望を獲得する喜びです．目の前の子どもへの十二分な支援は，親への子育て支援でもあり，また次々世代の子どもへの支援へとつながります．

　どんなに忙しい家族でも，朝食だけでも一緒に食べる工夫や，子どもだけの食卓に「気をつけて行ってらっしゃい」，「今日は楽しかった？」などのメッセージを残すことで，「食べる」を通した相互作用が働くのです．お腹を満たすだけの「孤食」，好きなものだけ口に運ぶ「個食」を避ける工夫が大切です．

いま，お願いしたいこと

　家庭内での工夫とともに，子どもの社会的な生活を支える人々の協力も大きな力をもっています．幼稚園と保育園の一体化や総合化が始まり，保育所の調理室必置規制の緩和が討議されているなかで，子どものこころと身体を育て，生きる基礎ともいえる「食べる」を十分に育むことのできる支援が可能となる変革を望んでやみません．調理室を備えた保育所の，月齢や一人ひとりの子どもの状態に応じたきめ細やかな食事への配慮は，画一的な食べ物からは得られないすばらしさを感じます．仕上がった食事のすばらしさ以上に，調理する過程で出る，洗う音，切る音，揚げる音やにおいが体験できること，調理する人の働く姿を見ることができるという側面も，代えがたい経験となるでしょう．「食べる」を育むことは，五感を鍛え，感応するこころを育てることに他ならないからです．

　「食べる」は自発的な生活集団で継承される生活機能の1つです．食育を展開するのなら，地域社会に暮らすすべての人や組織が協働しなければ効果は生まれないのです．また，「食べる」は生活に密着した，誰もが参加できる身近なテーマです．特化した職種に任せるのでなく，地域の商店やお年寄りの方々の理解と協力も得られれば，さまざまな視点から「食べる」を通じた子どもの育ちを支えることができるのです．そこで暮らす子どもは地域の宝です．ぜひ多くの人に参加いただき，子どもの未来を広げましょう．

（佐々木美喜乃）

フッ化物をぬれば、むし歯にならないの？

はじめに

診療室でよく受ける質問の1つに,「フッ素（フッ化物）って,歯にいいとは聞くのですが,どんなものなんですか？」というものがあります.現在,歯科医師,歯科衛生士など歯科医療関係者で「フッ化物の効果」を疑う者はいないといってよいほど,あたり前の存在になっています.しかし,一般の方々には,まだよく理解されていないのも事実です.ここでは,フッ化物の基礎知識や使用方法などを簡単に述べてみたいと思います.

フッ素の基礎知識

フッ素（F）とは,ハロゲン族に属する原子番号9の元素のことです.天然,自然界では化合物として存在し,土壌（鉱石）や水,空気に含まれています.食品では,海産物（魚介類,海草など）や茶葉,紅茶葉などに多く含まれています.取り入れられたフッ素の吸収率は高く,その90％以上が胃・腸から吸収されます.胃・腸からの吸収は比較的早く,摂取後約30分で40％が吸収され,吸収されたフッ素はその90％が尿中に急速に排泄されます.排泄されなかったフッ素は硬組織（主に骨組織）に移行し,また体液循環により形成期の歯胚に達します.しかし,永久に骨に固着するものではなく,血清中のフッ素と相互に交換することによって排泄されます.また,歯の萌出後は歯の表面から吸収されます.

むし歯予防になぜ効果があるのかというと,歯の質を強化するということなのですが,歯の主成分ともいえるハイドロキシアパタイトにフッ素（F）が入り込んでフルオロアパタイトという構造式になり,化学的に安定した,結晶性が向上したものになるからです（図1）.また,一方で,フッ素は口腔環境に作用し,細菌の酵素作用の抑制をします.

しかし,正しい用い方をすれば安全であるものの,フッ素は毒性も持ち合わせます.急性中毒は,誤って一度に大量のフッ素を摂取した場合に起こり,症状として嘔吐,下痢,痙攣,全身の筋の脱力感,呼吸困難,言語障害などが現れます.この場合,救急

図1　フッ化物のう蝕予防機転（眞木，2003[2]）

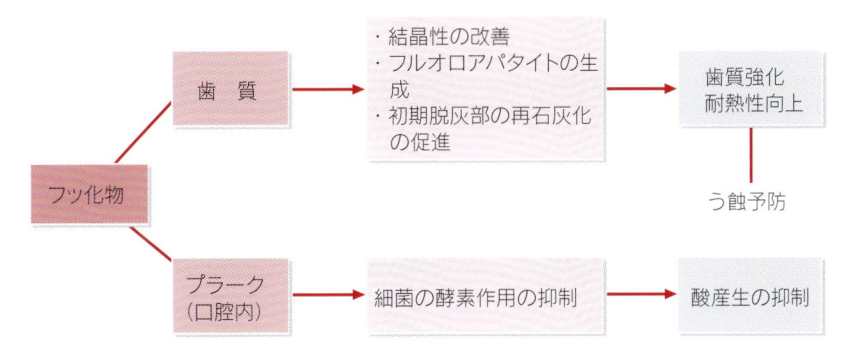

```
                    ・結晶性の改善
          ┌─ 歯質 ─→ ・フルオロアパタイトの生成  ─→ 歯質強化
          │          ・初期脱灰部の再石灰化の促進      耐熱性向上
フッ化物 ─┤                                              │
          │                                          う蝕予防
          │   プラーク                                    │
          └─ (口腔内) ─→ 細菌の酵素作用の抑制 ─→ 酸産生の抑制
```

処置としては，牛乳，石灰水のような水溶性カルシウムを飲ませます．また，慢性中毒は，ある濃度以上のフッ素を長期間摂取した場合に現れます．たとえば，飲料水中に比較的高濃度（10 ppm以下）のフッ素を含む地域では，骨硬化症と歯のフッ素症（斑状歯）がみられます．

言葉の使い方

以上のように，フッ素は元素であって，通俗名で簡単に"フッ素"とよばれることもありますが，私たちの普段の生活においては「フッ化物」として製品になっていて，正確には「フッ化物入りの歯みがき剤」などとよぶのが正しい言葉の使い方です．

フッ化物の利用法

フッ化物は，知らずに食品から身体に取り入れられている場合もあるのですが，自分の歯の健康のために"健康行動"として積極的に取り入れる方法は以下のように分けられます．
1．家庭で利用できるフッ化物（ホームケア）
2．歯科医院で利用できるフッ化物（プロフェショナルケア）
3．地域社会で公的に利用できるフッ化物（パブリックケア）

家庭で利用できるフッ化物（ホームケア）

諸外国では，スーパーや薬局のオーラルケア用品のコーナーに，フッ化物配合の歯磨剤（歯みがき剤）やフッ化物洗口液が陳列されています．しかし，日本では，家庭で自由に購入して使用できるものはフッ化物配合歯磨剤だけです．ただし，いろいろな製品が販売されており，ペースト状の

ものだけではなく，液体状のものや泡状のものもあります．現在，日本で売られている歯磨剤の約90％はフッ化物が配合されていると聞きます（**図2**）．子ども用のものは濃度の薄いフッ化物が配合されているので，うがいが十分できずに飲み込んでしまっても危険はありません．

歯科医院で利用できるフッ化物（プロフェッショナルケア）

これには2つの方法があります．1つは，歯科医院などで医療行為として受けるもので，もう1つは歯科医院の指導のもと，家庭で実行するものです．

歯科医院で行うフッ化物応用

①フッ化物歯面塗布法

この方法は，生えてきて間もない歯に行うのが最も効果があります．溶液やゲル状のもの，泡状のものがあります．ぬり方により，綿球塗布法，歯ブラシ・ゲル法，トレー法，イオン導入法があります．

ここで使用するフッ化物は，濃度の濃いものを使用するので，年に1～2回の頻度で塗布します．1回ぬれば，永久的に効果があるというものではありません．歯質は新陳代謝をしますので，期間をあけて継続的に塗布することで効果が長続きします．

②フッ化ジアンミン銀溶液塗布

この方法は，予防というよりもむし歯（う蝕）の進行抑制処置に使うも

図2　わが国におけるフッ化物配合歯磨剤の市場占有率

（資料：㈶ライオン歯科衛生研究所，2003年調査）

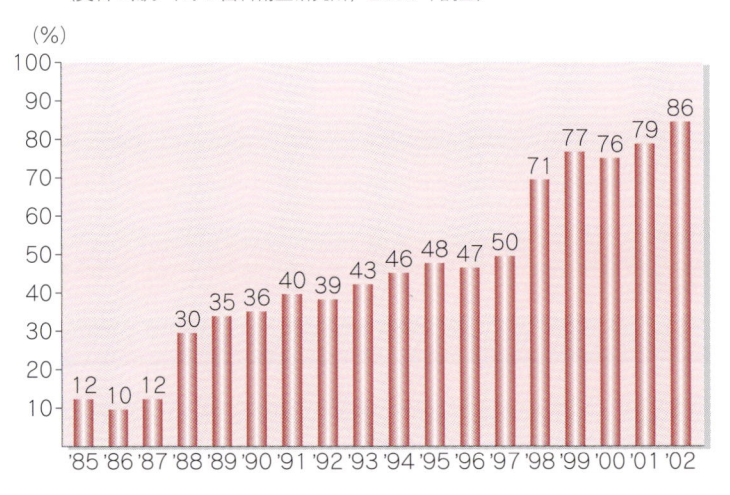

年	'85	'86	'87	'88	'89	'90	'91	'92	'93	'94	'95	'96	'97	'98	'99	'00	'01	'02
(%)	12	10	12	30	35	36	40	39	43	46	48	47	50	71	77	76	79	86

ので，治療用のフッ化物です．以前，"むし歯の洪水の時代"によく使用されたもので，むし歯で溶けたところが反応して酸化し，黒く変色するものです．

歯科医院の指導により家庭で行うフッ化物応用

歯科医院を通じて家庭に持ち帰る，つまり歯科医師の直接の指導のもと，家庭で応用するフッ化物のことです．現在のところ，2通りの方法があります．

①歯科医院の指導によるフッ化物洗口剤

フッ素濃度の薄い溶液を歯科医院で処方してもらい，家庭で1日1回，歯を清掃してから洗口する方法です．洗口後，30分間は飲食を控えます．

②歯科医院の指導によるフッ化物配合歯磨剤

使用方法によって種類があります．歯みがきが終了してから，フッ化物を塗布するために再度みがくときに使用するフッ化物配合歯磨剤（歯みがき剤）と，普通にみがくときに使用するフッ化物配合歯磨剤とがあり，歯科医院でしか入手できないものもあります．

地域社会で公的に利用できるフッ化物（パブリックケア）

フッ化物歯面塗布法

①集団へのフッ化物歯面塗布法（**図3**）と②集団へのフッ化物洗口法があります．この2つの方法は，地域によって，保育園や幼稚園，学校，地域の保健センターなどで行われていることがあります．あくまでも保育

図3 フッ化物塗布の経験者の割合の年次推移 （歯科疾患実態調査，2007）

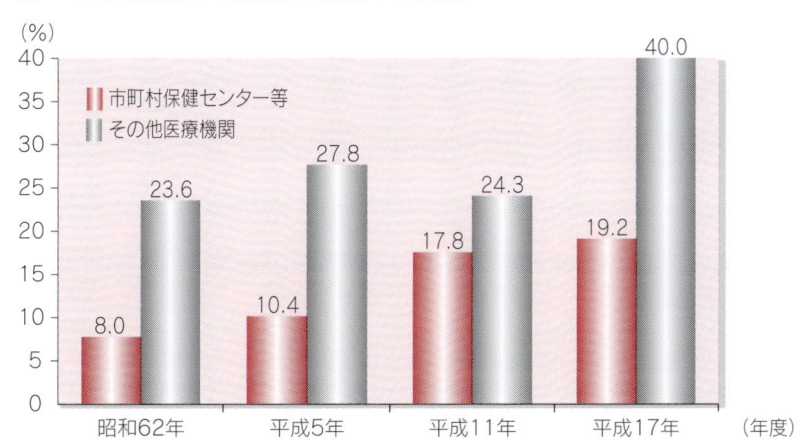

年度	市町村保健センター等	その他医療機関
昭和62年	8.0	23.6
平成5年	10.4	27.8
平成11年	17.8	24.3
平成17年	19.2	40.0

園，幼稚園，学校関係者の理解と要望と協力により，保護者の希望のある幼児，児童，生徒に行われるものです．

フッ化物の上水道添加

日常使用する水道水に，むし歯（う蝕）予防のため，適切な濃度のフッ化物を添加（フロリデーション）することですが，安全性などの評価については論争があります．現在，日本で行われているところはありませんが，諸外国では実施されている国や地域があります．

フッ化物をぬれば，むし歯にならないの？

前述したように，フッ化物をぬると歯の質が強くなり，むし歯（う蝕）に対して抵抗力が高められることは事実ですが，絶対にむし歯にならないというわけではありません．むし歯は生活習慣病です．規則正しくない乱れた生活習慣，つまり，だらだら食べや遅寝，遅起きなどの生活リズムの乱れがむし歯を引き起こすと考えられています．また，当然のことですが，歯を不潔にしたままの生活や歯みがきがいい加減では，むし歯になることを防げません．

歯と口の健康は，規則正しい生活，正しい食習慣，そして健康な歯を守ろうとする歯みがき習慣のもと，フッ化物を利用した積極的な予防行動をとることで守られるのです．

（丸山進一郎）

治療を嫌がる子でも大丈夫

治療の機会は絶好のチャンス

　家族以外の方々との出会いや体験も，子どもにとってさまざまなルールや行動を身につける大切な機会です．自分の健康を守るための行動なら，通っている保育園や幼稚園でも，手洗いなどの保健行動を覚える機会があるでしょう．同様に，困ったときの問題解決行動を学ぶことも大切で，病気やけがの治療経験は絶好の機会となるはずです．

　つらい経験だからこそ，周囲の支えにより飛躍的に子どもが育つことを，臨床では日々実感しています．私たちはよく，治療の終わった子どもたちに，「がんばったこと，皆に自慢してね」と声をかけます．大人や友達に自慢している子どもや，治療がつらかった子どもにそれぞれ対応してくださる園の先生方や，子どものむし歯に悩む保護者と一緒に考えてくださる地域の皆さんは，歯科医にとって大事な協働支援者です．

　子どもにとって，第三者との信頼関係が大切なのは，育児の世界も医療の世界も同じなのです．

子どものセルフケアとインフォームドコンセント

　セルフケアは主体的に生まれる志向や行動です．親や保育士，教師や医療職などの第三者からの押しつけではなく，年齢・障害にかかわらず，実践する本人が主体者として自主的に思考しなければ生まれません．日常生活のケアだけでなく，生活障害や疾病への対応についても同様の背景が想定されます[1]．つまり，うがい・手洗い・歯みがきなどの保健行動や生活リズムの改善だけでなく，病気やけがで困ったときも，本人が認知し，どのように解決するのかを考え行動しなくては，生きていく力の向上には結びつかないのです．

　自身が抱える問題を認知・理解し，どのような手段で解決をはかるかを考え，専門職の支援を求めるまでの過程は，大人も子どもも同じです．インフォームドコンセントの本質に変わりはないはずですが，子どもが対象となると，保護者にばかりに医療職は目を向けてきました．子どもには問題解決の力はないと考えたからですが，本当にそうでしょうか？

むし歯がなくてもかかりつけの歯医者がいれば

　子どもに限らず，診療室は非日常的な空間で，はじめて診療椅子に上がるのはきわめて高い心理的障壁です．さらに痛みやつらさがあれば，誰でも不安で自己防衛的な思考や態度をもつのは当然です．大人は表情に出すまいとするのに対し，子どもは素直に出しているに過ぎないのです．

　しかし日常の臨床では，保護者の通院に自発的についてくる子どもも珍しくありません．保護者と医療者との信頼関係が子どもにも安心感を与え，診療スタッフからの声かけや笑い声が，家庭との段差を少しずつ低くしているのでしょう（**図1**）．

　このように，段階をふまえて歯科医院に馴染み，むし歯のないうちにお口のケアを身につける経験から始めることができる子どもは幸せです．就学前までにはかかりつけ医との信頼関係もできあがり，問題がみつかっても一緒に考える余裕ができるでしょう．

むし歯をセルフケアのきっかけに

　細菌感染症のむし歯の発症には，日ごろの食習慣や生活リズム（食べる・排泄する・遊ぶ・寝る）が深く関わることが知られていて，健診でむし歯がみつかると，まず生活環境を検討することになります（78頁，92頁参照）．

　つまり，むし歯は育児を反映した現象とも考えられるわけで，子どものむし歯が検出され日常生活の検証が始まると，自身の育児を否定されたように感じる保護者もいます．これが，むし歯が進まないようにと，嫌がる子どもを押さえてでも歯みがきしたり，あるいは治療により白紙の状態を取り戻そうする保護者の行動の理由となっているようです．

　むし歯のみられる低年齢児のなかには，行動の自律や生活リズムの形成

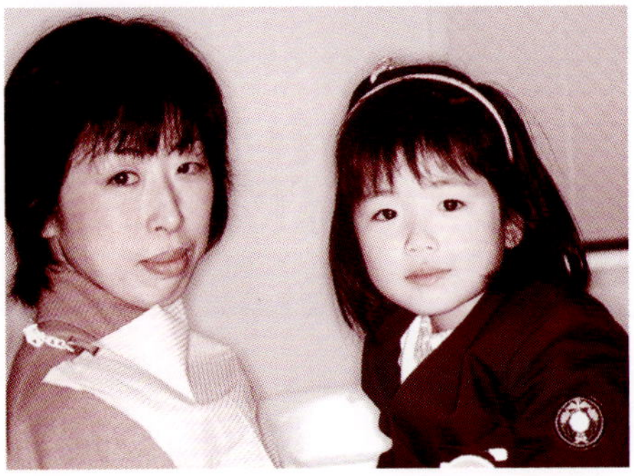

図1　ママの検診

が遅れていると思われる子どもも確かにいます．しかし，本人が治療を望むわけはなく，またむし歯の治療で生活習慣や行動が改善するわけでもありません．

日本に暮らす人なら，誰でも口腔内にむし歯の原因菌をもっていて，炭水化物を食べた後には毎回，微細な歯質の溶解（脱灰）が起こります．その後の修復（再石灰化）過程で回復がはかられるので，目に見えるむし歯にならないだけなのです．むし歯になるのはこうしたバランスが崩れた結果で，日常の生活習慣を親子で再考するよいチャンスです．小さなむし歯がみつかったことを契機に，日ごろ口にする食べ物の偏りやお口の中を清潔に保つ工夫を，家族や診療スタッフと一緒に考えます．子どもにセルフケアの志向と行動が根づいたら，一生の財産となるでしょう．

子どもが大好きな歯医者はいっぱいいます

しかし，痛みなどの生活上の障害が起こってからはじめて歯科を訪れた子ども，特に不安で逃げ出したい子どもにとってなら，子どもの心理発達にあったアプローチや生活背景に配慮できる専門職が頼りです．小児歯科医は子どもの歯の治療が専門の歯医者だと思われがちですが，口と歯の発育や障害だけでなく，心理や行動の発達についても学ぶ機会が多く，治療にあたっても子どものこころへの配慮を欠かしません．

保護者のなかには，「小児専門医なのだから，子どもを納得させてにこやかに治療ができるのがあたり前」と考えて来院する人もいます．しかし，小児歯科医だからといって，泣き叫ぶ子を穏やかに治療できる魔法を知っているわけではありません．むしろ，「つらいのだから，騒いで当然」とクールに受容できる心構えをもっているに過ぎません．一方，目線は子どものこころを向き，言葉かけや抱擁などの子どもと共感できる所作とセンスに富み，保護者とは異なる視野をもつ第三者の大人として，子どもとの接点をつくる工夫を知っています．

居住地域に小児歯科医がいなければ，家族のかかりつけ歯科医に相談してみると，事情を配慮した診察を受けることができるでしょう．あるいは，子どもが大好きな歯医者さんを紹介してもらえるかもしれません．

保護者と医療職とのチームプレーが"カギ"

治療を前提として歯科医院を受診する2，3歳児を想定してみましょう．治療が受けられるか心配な保護者は，子どもを説得して協力的な態度

を引き出そうとしますが，玄関先で激しく泣き叫び固まっている子どもが，口を開けて見せるまでには，とても長い道のりがあります．物事の因果関係やルールの理解，あるいは客観的判断による行動がまだ苦手な子どもにとって，危機的状況での唯一の拠りどころは保護者との信頼感です．

　診療施設のなかで低年齢児が逃避を試みる場合，泣く・暴れるだけでなく，保護者に庇護を求めます．このときの保護者の態度は，①子どもと同じ周期でこころが揺れ動く，②早く済ませたいと突き放す，③冷静に医療職と協働して対応する，などに分かれます．個性や育児経験だけでなく，医療職との関係が大きく作用するので，保護者と医療職との関係構築が大切です．

　口だけでなく，目や耳を塞いだ子ども（**図2**）が，周囲を眺め，大人の話を聞けるようになるのは，保護者の庇護をしっかり確認できたからで，続いて保護者と歯科医，歯科衛生士や歯科助手が，それぞれの役割を演じて，子どもの興奮状態を和らげ，第三者とのコミュニケーション，それに続く主体的な判断や行動を促します．つまり問題解決は，保護者と医療職とのチームプレーから生まれるのです．

子どもとの信頼関係をつくることから

　まず，子どものつらさを共感する気持ちを態度で表すことから始め，落ち着いたら診療室の雰囲気や新たな経験に慣れる作業，そしてコミュニケーションの確保に進みます．具体的には，筆者の例なら，抱擁あるいは身体マッサージから始め，周囲の観察や器材への接触など，さまざまな脱感作や行動変容療法の手段を試します[2]（**図3，4**）．

　子どもの反応にあわせてアプローチを進めますが，変化の様相はさまざまで，数回体験を重ねても拒否行動に変化がないようにみえる子どもも大勢います．しかし，保護者を介した関係から，子どもと第三者との間に信

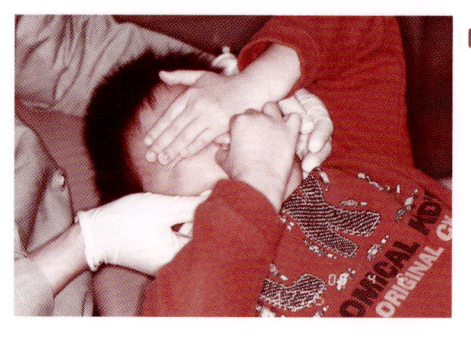

図2　眼も鼻も口も"NO！"

図3 膝の上で①
「来たよ」「よく来たね」

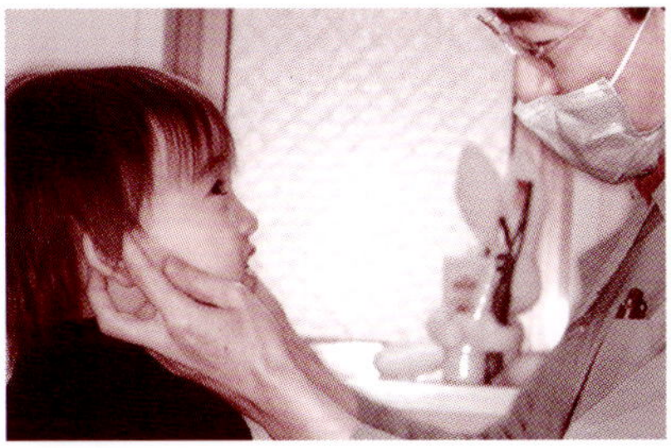

図4 膝の上で②
「先生と一緒にトレーをみがいてみた」

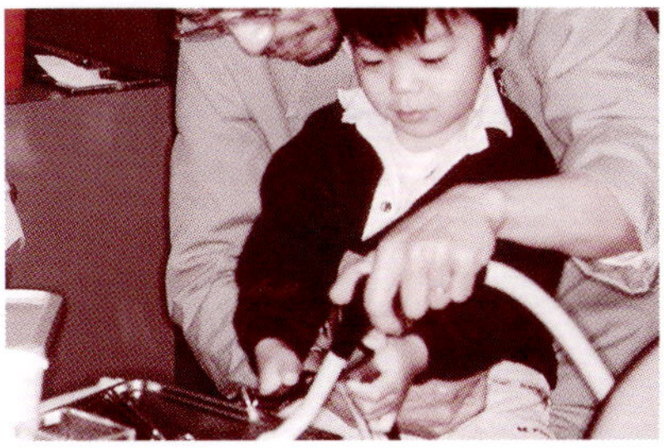

頼関係が生まれているなら大きな進歩です．つまり，都合のよい嘘や妥協的なご褒美ではなく，子どもにとっていやな行為や聞きたくない言葉も「私のための真実」であることが伝わるからです．

　大人からみれば不満足な結果であっても，子どもにとっていやな経験が終わった後には，保護者の前でがんばったことを称え，皆が嬉しかったことを必ず伝えます．このような言葉と態度が，子どものつらさを癒し，失った自信を回復させます．こうした応援を，家庭や園などでも繰り返すと，さらに効果は高まります．これは，子ども・保護者・医療職間に信頼関係が生まれたからこその結果なのです．

まずは子どもと一緒に考えよう

　4歳以降になると，重度のむし歯や外傷など，侵襲的な治療が避けられない状況が増えてきます．最も大切なのは，子どもが主体的に考える過程です．もちろん，年齢に関係なく主体的な行動が苦手な子どももいますが，大人が答えを決めつけずに，さまざまな選択肢を一緒に考えると子どもは変容し始めます．たとえば，何もしないでこのまま様子をみる，という選択でもよいと思います．

　誤解を恐れずに述べるなら，むし歯があっても生活に困らなければよいわけで，選択にあたっては，疾病の程度だけではなく，子どもの生活とその障害を判断の拠りどころとします．避けてばかりでは，結局つらい思いをするのは自分であることも子どもは知っています．自分が主役として扱われたことから，状況を客観的にみつめることもできるようになり，判断レベルはおのずと高くなっていくのです．

（佐々木　洋）

朝、お腹がすかない――生活習慣の問題

「お腹減ったよ！」

　一昨年（平成17年），昭和30年代始めの東京を舞台にした映画「ALWAYS 三丁目の夕日」が話題になりました．そのなかに，子どもが朝起きるなり，子ども：「お腹減ったよ！母さん，朝ご飯まだ？」，お母さん：「お父さんも待っているから，早く顔と歯を洗ってきなさい！」という場面が出てきます．

　日々の生活のなかに「朝起きるとお腹が減っていて，朝ご飯を食べる」，「食べる前には手を洗う」，「家族そろって食事をする」というような生活習慣が根づいていたことがうかがえます．

このごろはどうでしょう？

　最近，朝ご飯を食べずにやってくる園児が少なくない，との現場の声を聞きます．平成17年度の国民健康・栄養調査[1]では，朝食を全く食べない子どもや，お菓子やジュースなどだけ食べる子どもが，1～6歳では総数で4.5％もいると報告されています（**図1**）．また最近の傾向として，就寝時間が遅くなり，起床時間も少しずつ遅くなってきていて，夜型の生活リズムに近づいていることも指摘されています．

　別の調査[2]では，朝食を子ども一人で食べている家庭が7.7％もみられ，過去の調査結果と照らしあわせると，子どもの孤食化が進んでいることも心配です（**図2**）．

朝ご飯は一日の始まり

　朝ご飯は一日の始まりです．朝ご飯を食べることと一日の生活リズムとは深く関わっています．夜遅くまで起きていれば，朝は眠くてなかなか起きられません．保育園や幼稚園に行く時間ぎりぎりまで寝ていれば，朝ご飯を簡単に済ませてしまったり，抜いたりしがちです．顔を洗う時間や歯をみがく時間もなく，排便を規則的にするといった朝の過ごし方もできないでしょう．

　朝ご飯をよくかんでしっかり食べると，顔の筋肉や脳細胞が刺激され，活性化されます．日中活動の準備も整い，午前中"ボーッ"としていることもなくなるはずです．こんなふうに一

図1　朝食の欠食率　（H17年国民健康・栄養調査[1]より抜粋）

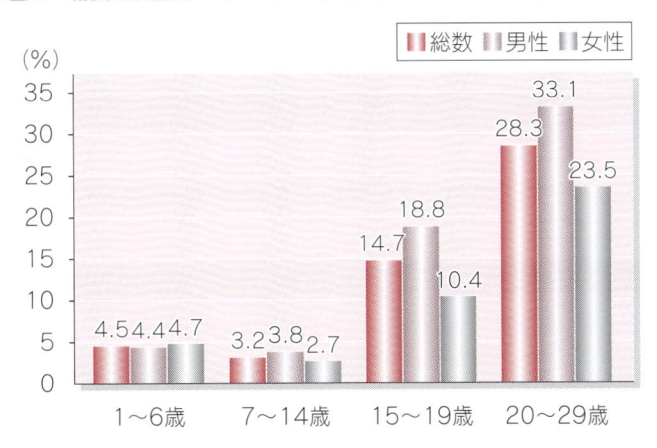

凡例：総数　男性　女性

年齢	総数	男性	女性
1〜6歳	4.5	4.4	4.7
7〜14歳	3.2	3.8	2.7
15〜19歳	14.7	18.8	10.4
20〜29歳	28.3	33.1	23.5

図2　家族と食事をともにしている子どもの割合　（長屋ほか, 2003[2]）

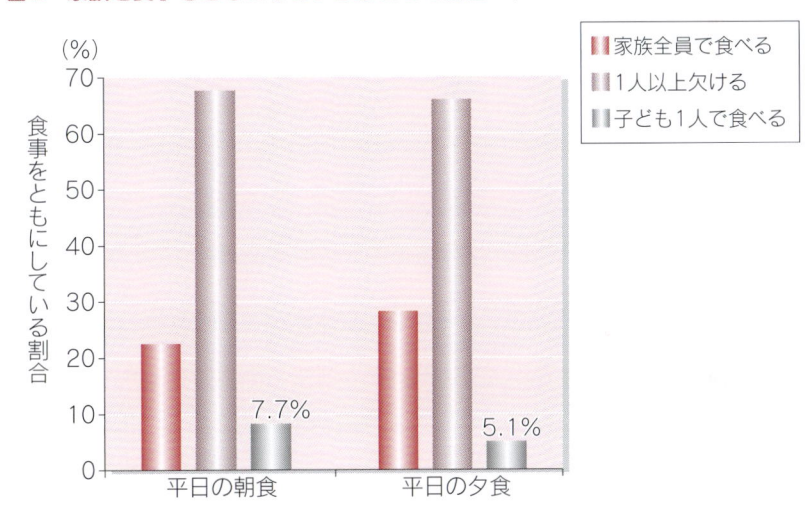

凡例：家族全員で食べる／1人以上欠ける／子ども1人で食べる

平日の朝食：子ども1人で食べる 7.7%
平日の夕食：子ども1人で食べる 5.1%

日の生活リズムがスタートすれば，お昼ご飯も待ち遠しくなるでしょう．お昼寝もぐっすりして，また元気に遊べば，夕方にはお腹が減って夕ご飯が待ち遠しくなるでしょう．夜は一日の疲れで眠くなり，夜ふかしなどできずぐっすり眠れます．翌朝はお腹が減って，すっきり目覚めるでしょう．

朝ご飯は生活リズムの基本です

　このように，朝ご飯を食べるということは，「生活リズムをつくる基本」といえそうです．とはいっても，無理矢理食べさせるのでは楽しい食事になりません．「時間がないから早く食べなさい！」，「それだけは食べない

とダメよ！」では生活リズムにつながりません．お腹が減って，朝ご飯を食べたくなるような規則正しい生活が送れるように心がけることが大切です．

　子どもだけが朝食を食べて，お母さんはコーヒーだけで，というのではなく，家族がそろって朝食をとれれば，子どもにとって，生涯につながるすばらしい生活習慣となるでしょう．

生活習慣って？

　ところで，生活習慣というと，マスコミをにぎわせている生活習慣病（最近では「メタボリックシンドローム」が叫ばれていますね）を思い浮かべるのではないでしょうか．糖尿病や高血圧，口の中ではむし歯や歯周病などの「生活習慣病」を予防するために，「こんな生活習慣には注意が必要です」ということです．

　この生活習慣と健康との関係について，米国の医学者であるブレスローが，1972年に示した「7つの健康習慣」がよく知られています．

❶ 適正な睡眠時間（7～8時間）をとる．
❷ 喫煙をしない．
❸ 適正体重を維持する．
❹ 過度の飲酒をしない．
❺ 定期的にかなり激しいスポーツをする．
❻ 朝食を毎日とる．
❼ 間食をしない．

　喫煙とアルコールを除けば，生活習慣病の予防だけではなく，生涯すこやかに暮らすことができるように，子どものころから身につけてほしい，基本的生活習慣といえそうです．しかも，このうち5つの習慣は，口の機能「食べる」ことと関係していることがわかります．

私たちは「食べ方」も応援しています

　「食べる」，「話をする」というのは子どもたちが成長していくうえで大切な機能の1つです．この機能を十分に発揮するためには，健康な口と歯が大切です．お腹が減っても，歯に穴が開いていてはおいしく食べられません．また，口や歯が健康であっても，なかなか飲み込めなかったり，逆に丸飲みしてしまったりする子どももいます．さらには，食べやすい姿

図3　昼食後の歯みがきの実施理由

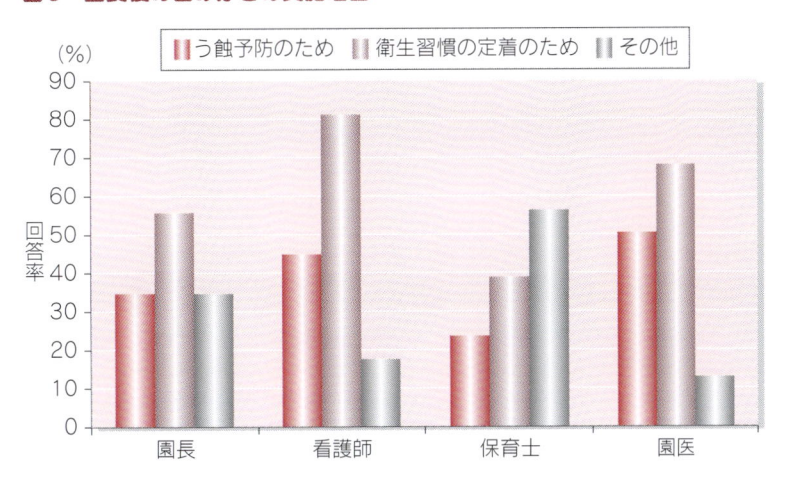

勢，あるいは歯の生え具合や機能の発達にあった調理の仕方などの工夫が必要なこともあります．

お母さん方の心配事のなかで，食べることに関連したものは少なくありません．育児不安が解消されるような適切なアドバイスを私たち医療職も心がけています．

生活習慣を身につける

好ましい生活習慣を身につけるには，「しつけ」から「習慣」，そして「自立」へと培っていくことが大切です．言われたからやる，怒られるからする，では身についたとはいえません．

「なぜ，しないといけないのか」だけでなく，生涯を通じてよりよく生きるためには，子どもたちが自ら考え，自ら判断し，自ら行動する力を獲得していくための基盤を，小さいころに身につけてもらいたいものです．

しかし，これは家庭だけでできることでもありませんし，保育園や幼稚園だけでできるものでもありません．家庭，園，そして地域が力を合わせて，子どもたちが正しい生活習慣を身につけられるよう，支援していく必要があるのではないでしょうか．

保育園での歯みがき

平成13年に実施した都市部保育園での昼食後の歯みがきについての調査結果から，「保育園では，どういった観点から"昼食後の歯みがき"をしていますか？」という質問に対する職種別の回答結果を**図3**に紹介します．

図4 手洗い習慣と歯みがき習慣の関係（4歳児クラスの結果）

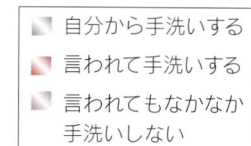

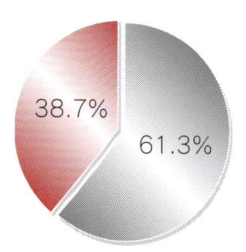

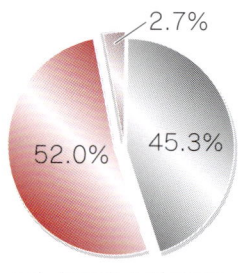

凡例：自分から手洗いする／言われて手洗いする／言われてもなかなか手洗いしない

自分から歯みがきする：38.7%／61.3%

言われて歯みがきする：2.7%／52.0%／45.3%

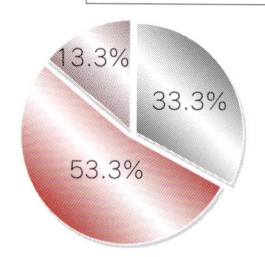

言われてもなかなか歯みがきしない：13.3%／53.3%／33.3%

「衛生習慣の定着のため」という回答が，園長，看護師，園医で最も多く，どの職種においても「う蝕予防のため」を「衛生習慣の定着」が上回っていました．

保育園での別の調査ですが，歯みがき習慣と基本的な衛生習慣である手洗い習慣との関係を表したのが図4です．これは4歳児クラスの結果ですが，自分から歯みがきをする子どもたちは，手洗いも自分からする割合が高い傾向にあることがわかります．どうやら，こうした習慣には関連がありそうです．

私たちがめざしていること

　口と歯の健康とは，むし歯がないことや，かみ合わせがきれいなことだけではありません．たとえむし歯ができてしまっても，きちんと治療をしたり，かみ合わせにズレがあったとしても，そのかみ合わせにあった歯みがきをしたりして，子どもたちがそれぞれにあったケアを身につけ，おいしく食べたり，楽しく話ができるようになることが大切だと考えています．

　さらに，口と歯の健康につながる歯みがき習慣や食生活を身につけることから，自分の体を健康に保つことにも目を向けて，基本的な生活習慣を獲得してもらいたいと思います．

　子どもの口の中をのぞくと，その子どもの生活環境や生活習慣がみえてくることがあります．好ましい生活リズムができていて，基本的な衛生習慣が身についている子どもは，口や歯も健康で，口のもつ機能も十分発揮されています．子どもたちみんなが，すこやかな口と歯を手にしてほしいものです．

（田中英一）

イオン飲料は身体にいいって聞いたけど？

水代わりに飲んでもいいの？

「炭酸飲料は身体によくないと思うけど，スポーツ飲料やイオン飲料は身体によさそう」，「乳酸飲料やジュースは甘くてむし歯になりそうだけど，イオン飲料なら赤ちゃんにも安心なのでは？」というお母さんたちの声が耳に入ります．また「風邪で熱がでたとき，小児科のお医者さんにスポーツ飲料をすすめられて飲ませてから，うちの子は水を飲まなくなったんです」とか，「外出のときは水代わりにスポーツ飲料のペットボトルを持っていきます」という話もよく聞きます．市販されている他の清涼飲料水と比べて，スポーツ飲料やイオン飲料は"身体にいい"というイメージがあり，親が警戒心なく子どもに与えやすく，水代わりに与えることも少なくないようです．しかし，スポーツ飲料やイオン飲料は，本当に水代わりに飲んでも問題のない飲み物なのでしょうか？

"身体にいい"という考え方が生まれた背景

テレビのコマーシャルや雑誌の広告などにより，汗をかいたときや入浴後などにはスポーツ飲料やイオン飲料を積極的に与えたほうがよい，と考えている親が多いようです．たしかに，これらの飲料にはナトリウムやカリウムなどの電解質が含まれており，下痢や嘔吐で軽度の脱水を起こしたときには，輸液代わりに用いて効果的なものです．また，医療用の経口輸液顆粒は水に溶かして使用するため濃度を調整する必要があるので，より手軽に用いやすい市販のイオン飲料を医師からすすめられることも多いようです．さらに，市販のスポーツ飲料やイオン飲料のほうが味もよいので，子どもが喜んで飲んでくれるということも，経口輸液より用いられやすい理由の1つです．

しかし，脱水が改善した後はスポーツ飲料やイオン飲料は「もう必要ないからやめなさい」とまで医師から説明されることがなかったため，親は身体によい飲み物と思って与え続け，子どもは水よりこれらの飲料を欲しがり，水代わりに一日1リットル以上飲む子もでてきている，というのが現状です．また，赤ちゃん用のイオン飲料では，開栓後乳首をつけるだけで哺乳ビンとして使

えるものもあり，利便性もあります．そのため，親たちには抵抗なく受け入れやすい飲料になっているともいえるでしょう．

"水代わり"の飲み方が問題！

　一方，私たちが以前に都内の保健所で行った調査の結果は，「スポーツ飲料は歯科的には安全な飲料とはいえない」，というものでした．1歳6か月児健診に訪れた小児のう蝕（むし歯）罹患率と生活習慣に関する調査を行ったところ，就寝時の授乳が続いている子どもや，寝る前に飲料をとる習慣のある子どもとともに，スポーツ飲料をよく与えるという子どもにむし歯が多くみられました（33頁表1参照）．甘味物や甘味飲料では明らかな差がでなかったのは，1歳6カ月児ではよく与えるといっても一日の頻度はそれほど多いものではないためでしょう．スポーツ飲料の場合，水代わりに一日何回も与えていたり，哺乳ビンに入れて与えることも多いため，このような結果がでたものと考えられます．学童期でも，スポーツ飲料のペットボトルを持ち歩いて"だらだら飲み"をしていると，プラーク（歯垢）の残りやすい歯面（歯肉との境目や，歯と歯の間など）にむし歯ができやすいことが報告されています．

　イオン飲料やスポーツ飲料にはクエン酸などの酸が含まれているため，通常pHは4.0前後と低く，酸性です．pH5.4以下では，歯の表面のエナメル質からミネラル成分が溶け出し，脱灰が起こります（27頁図1参照）．いったん脱灰が起こっても，pHが元に戻ればミネラル成分が唾液から供給されて再石灰化が起こるため，むし歯にはならなくてすみます．ただし，酸性の飲料が絶えず口の中に残存すると，脱灰が続いて起こり，むし歯の原因となります．さらに，イオン飲料やスポーツ飲料には糖分も含まれているため，プラーク中のむし歯菌（ミュータンス菌など）によって糖が分解されても酸ができるのです．水代わりに頻繁に飲んだり，哺乳ビンで飲んだりしていると，むし歯ができやすいのはこのためです．また，夜寝る前や夜中に起きたときに飲むと，眠っている間は唾液がほとんど分泌されないため再石灰化が起こらず，むし歯ができやすくなります．

　また，イオン飲料やスポーツ飲料にはナトリウムなどの電解質が含まれているため，普通の食事をしている子どもに与えると，電解質が多くなってかえって喉が渇いてしまいます．口あたりがよいので，子どもが求めるままに与えると，常に水代わりに飲むパターンになりやすく，むし歯をつくるリスクを高めます．

全身の健康からも飲みすぎには要注意！

　イオン飲料やスポーツ飲料を多量に摂取すると，むし歯以外にもいろいろな問題が考えられ，実際はむし歯以上に深刻な影響を与えかねません．普通に食事をしている子どもが多量にこれらの飲料を摂取すると，糖分や電解質の過剰摂取となり，全身の健康にも悪影響を及ぼします．肥満の原因になったり，食欲不振を引き起こすばかりでなく，乳幼児が一日に何リットルも多飲すると，アシドーシス[*1]や腎機能障害を引き起こすこともあります．また学童期になると，肥満に加えて耐糖能の障害から糖尿病を引き起こしたり，それに気づかずに多量に飲んでいると，ケトアシドーシス[*2]や昏睡にまでつながる可能性もでてきます．

　このように，むし歯や肥満の問題ばかりでなく，もっと全身的にさまざまな病気を引き起こす危険性があることを認識する必要があるでしょう．

イオン飲料やスポーツ飲料の望ましい飲み方

　最初に述べたように，電解質を含んでいて糖分の吸収もよいイオン飲料・スポーツ飲料は，下痢や嘔吐で軽度の脱水が生じたときには適した飲料です．脱水とまでいかなくとも，過激な運動や極端に汗をかいたときには電解質を補ったほうがよいでしょう．ただし，日常生活において，喉が渇いたときに水代わりに与えるのは控えたいものです．戸外での遊びや入浴後にどうしても必要なものではありません．喉が渇いたときには，水や茶・麦茶などを与えましょう．特に，イオン飲料やスポーツ飲料を哺乳ビンで寝る前や寝ながら，または夜間に与えることはやめましょう．

　「小児科と小児歯科の保健検討委員会」では，「イオン飲料とむし歯に関する考え方」をまとめ，小児保健分野に公表しています．小児科医にも，下痢や嘔吐でイオン飲料をすすめた場合には，症状が軽快したら与え続ける必要がないことを説明していただきたいと思います．適切な飲み方をして，口や全身の健康を守りましょう．

（井上美津子）

[*1]：体液中の酸の含量が塩基に比べ多くなった状態で，体液のpHは低下しやすい．酸代謝物の蓄積を伴うことが多く，代償作用がうまく働かないと組織の機能障害（特に中枢神経系の機能障害）が生じる．

[*2]：糖尿病や飢餓時にみられるアシドーシスで，ケトン体の産生増加により生じる．糖尿病状態では，糖代謝の障害とともに脂肪やタンパク質の分解が促進されるため，体重減少・やせが生じ，さらに脂肪分解の結果生じたケトン体が大量蓄積してケトアシドーシスになると，糖尿病性昏睡の原因となる．

お母さん・お父さんは大丈夫？
―歯科疾患、喫煙、お口の定期健診

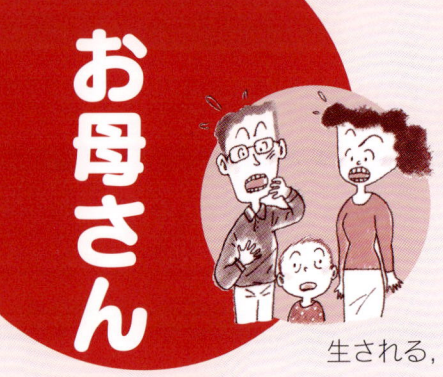

育児中の親の健康は子どもの宝

　子どもの「食べる・眠る・遊ぶ・排泄する」の世話に追われる保護者の健康は，子どものすこやかな育ちにとって基本となる，大切な要件です．ここでは，子どもが入園し，やっと一息ついた親の健康行動から創生される，家族の健康を検証してみたいと思います．

　むし歯や歯周病のためにおいしく食べられなければ，毎日の食事の楽しさは半減します．また歯を失って，発音がしにくいとか，見た目（審美性）に自信がもてなければ，社会生活の質は低下するかもしれません．同じように，子どもと一緒に過ごすときに，食べたり・お話ししたり・笑ったり，といった口の働きが十分に発揮されなければ，育児は味気ないものになってしまうでしょう．保護者の呼びかけに反応する子どもの様子や気持ちを感じ，一緒に感動を味わい楽しめば，子どものこころと行動が育つからです．

　一方，保護者の健康状態や保健行動は，少なからず子どもの健康にも影響します．

自分も子どもも健康に！

　むし歯の原因菌として知られるミュータンスレンサ球菌は口に常在する細菌で，日本に暮らす大人なら誰もがもっています．また，子どもと身近な大人がもっているミュータンス菌の遺伝子型は同じ確率が高い，つまり身近な大人の唾液中の菌が子どもに感染する可能性が高いことがわかっています．この情報を知り，「同じスプーンを使って，子どもにむし歯菌をうつしてしまった」と悩むお母さんや，「頬ずりやキッスをしないことにしている」というお父さんに遭遇するようになりました．

　ミュータンス菌がショ糖（砂糖）から粘着性の多糖を産生して歯面に定着すると，さまざまな菌が共存するプラークを形成します．他のむし歯の原因菌と共同してデンプン質から酸を産生し，歯の表面を溶かし続けてできるのがむし歯です．

　急性の感染症と大きく違い，むし歯は感染から発症までに時間がかかる慢性疾患です．この過程には日常の生活習慣が大きく影

響するので，生活習慣病ともいえるでしょう．子どもでの発症過程なら，萌出している歯の数，感染した原因菌数，そしてショ糖摂取の頻度といった，さまざまな条件に影響されます．ミュータンス菌は歯面にだけ定着します．また，定着にはショ糖が不可欠なので，摂取するのが母乳だけで，まだ歯が生えていない乳児の口の中には，ミュータンス菌は定着できません．

　成長とともに，歯はどんどん生えてくるわけですから，子どものむし歯予防の基本は，感染菌数を減らすことと砂糖摂取のコントロール（シュガーコントロール）になります．身体の内外に存在する常在菌のバランスは，ヒトの健康に欠かせません．健康に役立つ常在菌なら，子どもにぜひ伝えたいくらいです．つまり感染機会をなくすのではなく，悪玉菌の少ない細菌叢をもつことを目標としたいのです．

　歯周病の原因菌についても，同じ伝播経路が想定されます．原因菌は，むし歯の穴や腫れた歯周ポケット内のプラーク（歯垢）に多く存在しているので，子どもが誕生したら，子どもの乳臼歯が萌出するまでに保護者も歯科治療を受けて，悪玉菌が伝播する機会を減らすとよいでしょう．

　また，歯科疾患予防の専門職といえる歯科衛生士から，最適な歯ブラシやフロス，歯間ブラシの選択や使用法の指導を受け，食事・間食・飲み物の内容と回数が，口の健康だけでなく，全身の健康にとっても重要であることもしっかり情報収集するとよいでしょう．こうした日常生活での保健行動は，おのずと子どもに伝わります．個人ごとの，各家庭にあった個別の指導を受けることが，それぞれの家庭で異なっている生活習慣を変える手助けとなります．

定期健診の意義

　治療後はぜひ定期健診を受けましょう．保護者が健康維持のための定期健診を重ねるうちに子どもが一緒に同行できると，不安や緊張感なく受診している保護者の姿を目にすることで，子ども自身が健診を受けるときの恐怖心を小さくすることができます（**図1**）．こうした，専門職と一緒に行う保護者の健康づくりは，子どもの健康づくりのスタートにもなるのです．専門職との関係や協働作業のスキル，つまり「もし困ったときにはどうしたらよいのか」が，子どもに伝わる機会となるでしょう．

図1 健康づくりのスタート（2歳男児）

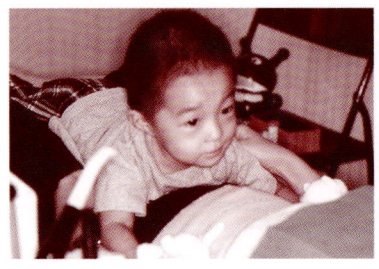

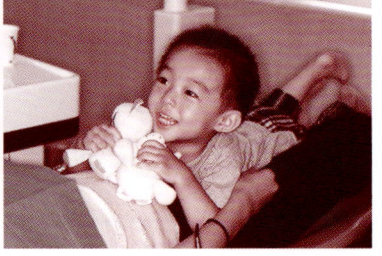

①おずおずと足下で　　②リラックス

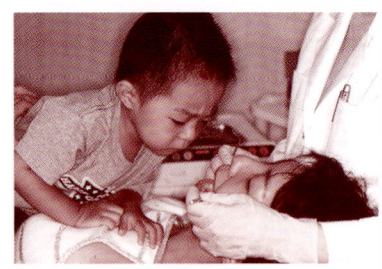

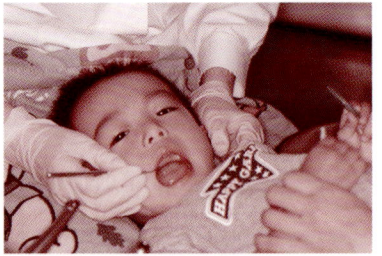

③興味津々　　④お母さんの真似

🍌 妊娠中のお口の健康を守る

　現在では，妊娠中に母親の歯のカルシウムが溶けて胎児の成長に使われる，と考える方はいないでしょう．妊娠・出産を期に歯が悪くなるのは，**表1**に示すような，口の中の環境の変化によるものと考えられています．

　妊娠性歯肉炎は，米国歯周病学会歯周疾患分類では，「内分泌系関連の

表1 妊娠による口腔内環境の変化

❶ 仕事をしていた人も家庭内で過ごす時間が増え，食べる回数が増える．
❷ 悪阻で歯みがきがつらくなる．
❸ 食べられるときに食べる，という不規則な食生活により，口腔衛生状態が悪くなりやすい．
❹ 悪阻による嘔吐により口腔内が胃酸の影響を受け，歯の脱灰が起こりやすくなる．
❺ う蝕原性細菌のミュータンス菌は耐酸性なので，繁殖しやすい環境になる．
❻ 妊娠時の女性ホルモンが血液中に増加し，歯肉や歯肉溝内で特定細菌の発育を助け，歯肉炎や歯周炎が起こりやすくなる．

全身的要因が関与した，歯垢を原因に生じる歯肉の病気」と分類されています．母親の歯肉の炎症が続き，歯周病が進行している場合は，低出生体重児が生まれるリスクが，健康な母親よりも約7倍高いことが報告されています．これは，炎症で産生されるプロスタグランジンE_2（PGE_2）がもつ子宮収縮作用により，早産となる場合があるからです．飲酒による低出生体重児・未熟児出産の危険度上昇が3倍強であることと比較すると，気づきにくい歯周炎の進行が，いかにリスクを高めるか理解できると思います．

　妊娠がわかったら，――できれば妊娠する前が理想ですが，歯科を受診し，口の中の状態をよく知りましょう．必要な治療や自分の口に最適な清掃用具とその使用法の指導を受け，問題が起きた経緯を理解し，食生活を含む生活習慣を再考し，改善するためのアドバイスを受けたいものです．積極的な受診により，すこやかなお口で，妊娠・出産・育児という素敵な体験を過ごすことができ，生まれてくる子どもや家族の健康づくりへとつながります．

まだタバコを吸っているの？

　口から届く健康に関してならもう1つ，生まれてくる子どもへの最高のプレゼントがあります．ただし，あなたが喫煙者であるならの話ですが…．

　喫煙者自身のリスクは誰もが耳にしたことがあると思います．タバコにはさまざまな有害物質が含まれ，タールはがんを，ニコチンは免疫力の低下や治癒機能の低下とタバコの依存性を，また一酸化炭素は低酸素血症や動脈硬化を引き起こします．他にも40種類以上の発がん性物質が含まれていて，非喫煙者と比べると，喫煙者では，口腔がんで約2倍，肺がんで約5倍，喉頭がんで約30倍に罹患率が高くなります．がん以外でも，心筋梗塞で2倍，肺気腫で2倍も罹患しやすくなります．口の中でも歯周組織の破壊が進み，喫煙履歴に伴って歯の喪失本数は多くなります．その結果，健康で自立した生活を保てる健康寿命は約12年も短くなり，寝たきりの生活が約5年も増えてしまうという，報告もされています．誰にとっても一度だけの人生，この大きな損失はお金でははかれません．

　親が健康で長生きすることも，子どもへの贈り物でしょう．しかし，タバコがやめられないと，子どもへ取り返しのつかない悲しい贈り物をしてしまうことになりかねません．妊婦がタバコを吸っていると胎児への酸素供給量が低下し，流産や早産・低体重で出生することが多くなります．また，この影響は後年にまで及ぶことが報告されています．

生まれてからも，近くで喫煙する人がいれば，受動喫煙することとなり，喘息・肺炎・中耳炎にかかったり，乳幼児突然死症候群（SIDS）で死亡する確率が高くなります．また，乳幼児期に多いタバコの誤飲は，命に関わる事故につながります．特に，ジュースの空き缶などを灰皿代わりにする行為は厳禁です．容器に残った液体に吸殻からタバコ成分が溶け出すと，ニコチン濃度が高く吸収されやすい状態（ニコチン水溶液）となり，飲料と勘違いしやすく，誤飲すると大変危険です．また，同居者の喫煙は，子ども自身の喫煙のきっかけとなることも知られています．

　そうとわかっていても，依存性があるのでなかなかタバコはやめられません．一時的にすっきりした気分を味わえるニコチンの血中濃度が低下すると，イライラしたり，ボーッとしたりするからです．自分の意思だけではやめられないときは，医師に処方してもらうニコチン・パッチを使った禁煙プログラムが役立ちます．禁煙外来をお訪ねください．

親の健康な口がつくる子どもの元気

　しかし，病気や事故のリスクを減らすことだけが，子どものこころと身体の健康を育むわけではありません．精神的にも生活面でも，自立するまでには，子どもはいくつもの課題を超えていかなくてはなりません．この力が生まれるきっかけとなるのが「口」なのです．

　皆でおいしく食べることで，さまざまな食材にも手が伸び，バランスのとれた栄養摂取だけでなく，食事を楽しむことができる洗練された食行動を身につけることができます．共食から生まれる共感やコミュニケーションは社会性を育むことにもつながります．

　このように，口からは気持ちや意思を表す言葉や笑いも出てきます．赤ちゃんが表情や意味のある発声を覚えるのにも，授乳中の保護者との相互作用が大切だと考えられています．おいしいお乳で満足しながら出す声にやさしく応える声や眼差しが，信頼感や幸福感とともに気持ちのキャッチボールとして作用しています．やがて言葉の意味を知り，模倣からさらに言葉を覚えていくのです．

　こころや身体を育てる言葉も食べ物も，それを与える保護者が健全な口の働きを発揮してこそ，子どもの育ちの糧になると思います．自信のないお口は十分に機能を果たせません．親のライフスタイルが，子どもの健康を創生するともいえるでしょう．

🍒 「笑顔で子育て」を支える専門職の役割

　子どもに関わる専門職には，成長する子どもと，育児により成長する保護者を見守る視点が大切です．単に病気でない，あるいはケガのない生活が健康なのではなく，気持よく生活する実感こそが健康生活，そして実感を得るための実践がセルフケアだと思います．

　個々の家庭の生活者が健康をつくる主体者ならば，楽しくおいしく食べる工夫や気持ちのよい仕上げみがきなど，口からはセルフケアのこころを子どもに伝えるためのアイデアがいくらでも出てきます．「気持ちよくしてもらった」経験が，「気持ちよくなりたい」志向を生み，やがて「他者を気持ちよくさせたい」こころへと昇華していくのです．

　こうした子どものこころと身体の成育支援には，身近な大人が健康であること，自身の肉体的・精神的な状況に肯定的な心理状態であることが欠かせません．たとえ障害のある状況でも，「笑顔で何々をしていこう」という，前向きな子育てができるような取り組みが評価される社会をつくりたいと思います．

〈佐々木美喜乃〉

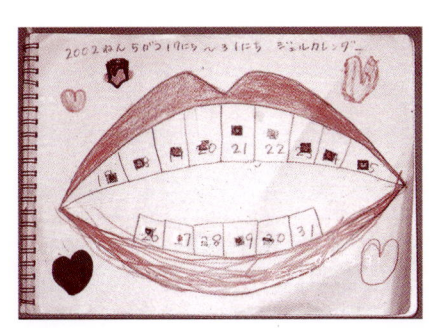

歯みがきカレンダー ──セルフケアを自分自身で評価する

どうしてうちの子だけむし歯に？
―最近の考え方

歯みがきしているのにむし歯になる！

　診療室にいらっしゃるお母さん方のなかで，お子さんのむし歯がみつかると，「歯みがきをしているのに，どうしていつもうちの子はむし歯になるのでしょう？」と肩を落とされる方がいます．家庭での生活の様子をよく聞いてみると，一日に朝晩2回はお子さん自身が歯をみがいているそうです．歯ブラシも比較的まめに交換するよう，気をつけているとのこと．それだけ聞いていると，ナルホド，お子さんの歯によく関心をもって生活しているようです．

　しかし，お母さんが仕上げみがきをしているのでしょうか？「みがいている」ことと「みがけている」ことは違うのです．

　また，あるお母さんは，「うちの主人は歯が悪く，私も小さいころからむし歯で苦労しているので遺伝でしょうか？子どもがむし歯になっても，しょうがないとあきらめています」と言います．実際に，遺伝的に歯の質が悪く，どうしてもむし歯になってしまいやすいという人はいますが，私が臨床に携わっている30年近くでそういう方に遭遇したのはごく稀でした．

　最近のお母さん方は，自分の経験を含めて，知識や情報をよくおもちです．がしかし，それらが本当に正しいことなのか，ここでよく考えてみましょう．

実は生活習慣病

　平成17年の厚生労働省の歯科疾患実態調査（**図1**）によると，近年では乳歯の健全な歯の割合が増えてきており，全くむし歯のない乳幼児の割合も増えてきています．それには，いろいろな要因がありますが，1つは保護者たちの口腔保健に対する意識が高くなってきたことがあげられています．家庭でのケアやかかりつけの歯科医をもつことなど，大人を含めて，以前とはかなり違う状況です．

　しかし一方で，社会全体のIT化が進み，スピーディーで，コンビニエンスな生活様式が喜ばれ，ストレスの多い社会になっているのも事実です．そのなかで，日本人の生活は深夜化し，生理的な生活リズムに狂いが生じてきています．子どもたちもその影

図1　乳歯のう蝕有病者率の年次推移　(平成17年歯科疾患実態調査)

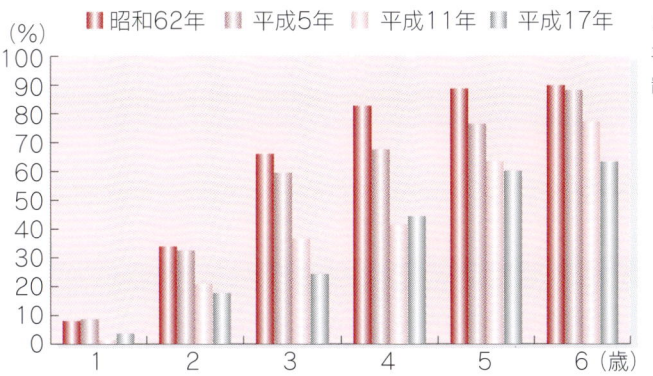

（注）平成5年以前，平成11年，平成17年では，それぞれ未処置歯の診断基準が異なる．

響を受け，文部科学省，日本学校保健会の調査などでも「子どもたちの生活時間の大人化」に警鐘を鳴らしています．

　子どもたちの健全な成長を考えると，とても心配な状況です．それに加えて，保護者が保護者の便利さを子どもにも押しつけて，子どもたちにとっては本来好ましくない生活習慣を余儀なくされていることが多々見受けられます．たとえば外出時に，周りに迷惑をかけないよう，静かにしていてもらいたいがために，子どもの口の中にアメを放り込んだり，お菓子を箱ごと子どもに持たせて，自由に食べさせている，といったことなどです．診療室にいらっしゃるお母さん方に聞いてみると，「そのときは，アメが"黙らせ薬"のように感じていた」と言っていました．

　現代のように，予防歯科医学が進み，保護者たちの知識や意識も高まってきたなかでのむし歯の原因は，普段の何気ないことの繰り返し，つまり生活習慣から発生することが多いのです．現に，厚生労働省では，歯肉炎，歯周病は「生活習慣病」としていますし，文部科学省では，歯肉炎，歯周病だけでなくむし歯も生活習慣病として子どもたちに指導しています．

最近の考え方・新しい予防法

　むし歯の原因因子（図2）を26頁の話にさかのぼって再び考えてみると，第1番目は「歯」の形態や質です．最近の保護者たちは，予防にも関心をもっていて，フッ化物を利用したり（フッ化物の塗布，フッ化物洗口，フッ化物入りの歯みがき剤の利用など），シーラント（小窩裂溝の予防填塞法，図3）をするなど，積極的に予防法を取り入れている家庭が多いようです．

　第2番目の因子は「細菌」です．最近の見解として，口腔内の細菌は周

りの生活者から伝播するといわれています．しかし，プラークコントロール（歯垢除去）することで予防は可能です．これについても最近の保護者たちは意識が高く，電動歯ブラシを始めとする口腔ケアグッズなどにも気を配っているようです．

　第3番目の因子は「食べ物」です．この因子の予防については，シュガーコントロールとして，キシリトールが利用されたりしています（50頁参照）．

　第4番目の因子は「時間」です．むし歯は1～3番目までの因子が重なり合い，長い時間そのままの状態が続くと発生します．予防するには，だらだらと食べたり，ペットボトルのジュースやスポーツ飲料を長い時間，何回も口にする習慣をやめるように気をつければ，悪い影響は防ぐことができます．また，一日の間で歯みがきをしっかり行えば，むし歯ができやすい環境を改善することができます．

　以上のように，最近の歯科医学ではいろいろなことがわかってきています．予防の方法も多種多様で，それらをうまく組み合わせて利用することで効果も高まります．保護者の利用しやすい，できそうなことを選んで，実行できるよう支援することが大切です．

"賢いお母さん"になるように

　最近のお母さん方は知識も情報もよくおもちです．ところが，それを育児のなかでどう理解し，自分と子どもにあった方法を選択して反映していくかということになると，お母さんたちにとっては難しかったり，悩んでしまうことが多いようです．いろいろな情報に惑わされることなく，背伸びをせず，自分にあった育児，つまり，「母親としてどうあったらよいか」，「どういう子に育ってほしいか」という姿勢がしっかりしていること．こ

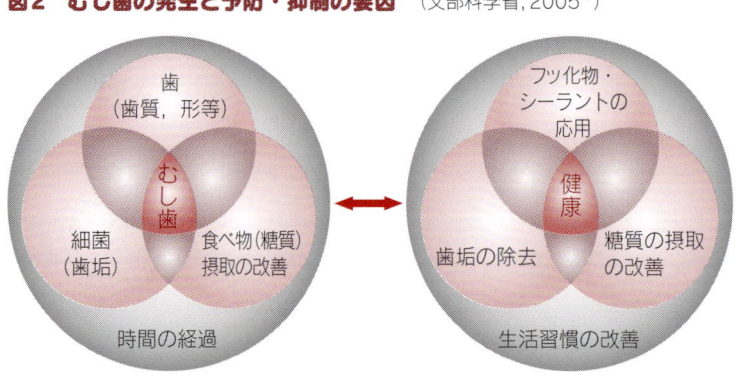

図2　むし歯の発生と予防・抑制の要因　（文部科学省，2005[1]）

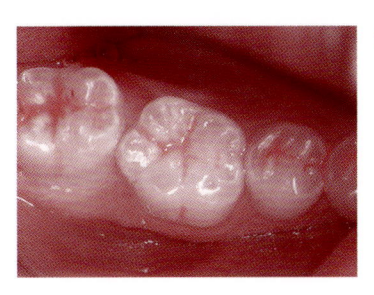

図3 シーラント
生えて間もない奥歯の溝を一時的に塞ぎ，むし歯を予防する方法．歯みがきでは十分にきれいにすることが難しい奥歯の溝にシーラント剤を流し込むことで，プラークや食べかすが奥歯の溝に入り込まないようにし，むし歯の発生や進行を予防する．

れを常に変わりなくもち続ける，ということは非常に難しいことですが，あまり軸がぶれないお母さんは"賢いお母さん"だなと感じます．

　子育てをするということはたしかに大変なことですが，苦労するなかで子どもの成長を感じたときに喜びを感じ，工夫してうまくいったときに楽しさを感じ，子どもと一緒に成長する自分を感じて自信をもったりするものです．しかし，大変なことを目の前にして戸惑ってしまうお母さんも多いでしょう．まずは，自分が母親であるということを自覚してもらい，周囲の養育者や協力者の協力を得ながら，自分ができる母親像を考え，そのなかで，子どもがどのような子に育ってほしいかをお母さん自身が考えることが大切なのではないでしょうか．

　これは歯科保健だけにいえることではなくて，すべての育児に共通することです．私たち歯科医師も育児関係者の方々も，専門職として保護者をサポートしていかなければいけないと思います．ただ，社会の風潮に流されて，そういったことを忘れがちになることがあります．

　現代社会はスピーディに動いており，情報も豊富です．育児上の便利なグッズもたくさんあります．女性の社会参加があたり前になった背景もあり，育児サービスを利用するなど，育児はいっけん楽になったかのようにも見受けられるのですが，いつの時代も育児に王道はなく，養育者の苦労と工夫が常に必要なのです．当然，母親だけでなく，父親の育児参加も求められ，さらに核家族化が進んだ現代社会では，「健やか親子21」のように，社会全体で育児支援をすることが叫ばれています．

　本当に大切なことはいつの時代でも変わりません．子どもに関わる時間の多い母親（養育者）が，自分の育児に対して，ある程度の信念をもって関わることが大切ではないでしょうか．それがないと，情報に押し流されたり，便利なグッズを買っておしまい，となりがちです．

　私たち医療者も育児関係者も同じですが，その"大切なこと"を見失わないようにしたいものです．

（丸山進一郎）

かみ合わせ・歯並び、いまのうちに相談？

乳幼児期のかみ合わせや歯並び

　赤ちゃんの普段の顔を大人と比較してみると，頭や上顎に比べて下顎はとても小さく後退しているので，乳首をしっかりとらえることはできないようにみえます．ところが，哺乳するときには下顎を大きく前方に突出させ，上下の歯ぐきと舌で乳首をはさんで固定し，舌の蠕動運動で乳汁を圧出吸引します（**図1**）．この運動が可能なのは，頭と下顎をつなぐ顎関節の前後的な可動域が広く，哺乳するには都合のよいしくみがあるからです．一方，赤ちゃんは固形物を食べることはできません．離乳開始後も，乳臼歯が生えて上下で十分にかみ合わなければ，奥歯で食物を咀嚼する（かみ砕き，すりつぶす）ことはできないのです．

　離乳開始ごろに乳前歯（乳中切歯）から生え始め，1歳6カ月ごろには乳臼歯も生えてきます（16頁「歯っていつごろ生えそろうの？」参照）．食域はだいぶ広がり，未熟な咀嚼様の運動もするので，いっけんかみ合わせが定まったようにもみえます．そのため，かみ合わせや歯並び（咬合状態）の心配が生じることもあるでしょう．しかし，まだ上下の顎の位置関係は確立していないので，どこでかんでいるのかよくわかりません．この時期のかみ合わせの評価は難しく，乳歯全部が生えそろうまでに，さらに変化する可能性があります．

　そこで，たとえば上下の前歯が反対にかんでいたとしても，強くあたる下の前歯がグラグラになるなどの障害がないのなら，そのまま様子をみることになります．また凸凹や隙間がある乳歯の歯並び，あるいは歯数の異常は，同じ状態が必ずしも永久歯の歯並びに反映するわけではないので，生理的範囲内の現象と考えてよいでしょう．過剰歯（**図2**）や乳前歯の先天的な欠損がある場合には，X線検査で永久歯の数や位置を確認しておくと今後の指針がわかりますが，障害がなければ対応を急ぐ必要はありません．お口の定期的な健康診査を続けて3～4歳以降になり，子どもに不安なく検査や治療を受けられる準備ができてからでよいでしょう．

図1　哺乳時の顎の位置

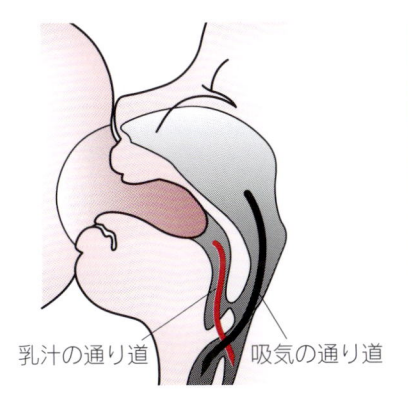

乳汁の通り道　吸気の通り道

図2　乳歯の過剰歯

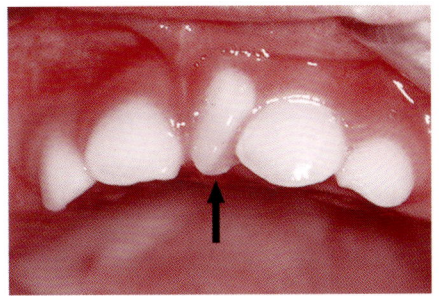

乳前歯の間に，余分な歯が生えている．

🍎 乳歯列期に注意したいといわれているかみ合わせ

　上手に咀嚼運動ができるようになるのは，20本の乳歯がすべて生えそろってかみ合うようになってからです．前歯でかみ取ることで食物性状を判断し，臼歯で処理する過程が定着していくと，肉や葉ものなどの繊維質の食べ物も上手に食べられるようになっていきます．上下歯列の位置関係の再現性も高くなり，3歳以降の健診なら，かみ合わせの評価も信頼できるようになります．

　まだ乳歯だけしか生えていない時期でも，専門医の間で注意したいといわれているかみ合わせは，受け口（反対咬合），前歯がかみ合わない（開咬），奥歯のかみ合わせが左右で異なる（交叉咬合）などです（**図3-①〜③**）．この場合，前歯でかみ取ることや奥歯での咀嚼がしにくいので，通常とは異なる代替的な顎と舌の運動で食べることになりがちです．同じような背景から，構音の発達とも関係することがあります．

　また過蓋咬合（**図3-④**）は，上顎前突（上の歯並びが下よりも出ている，44頁図1参照）の予兆と考えられます．しかしこれは見た目の話で，顎関節症状（顎がまっすぐ開かない，開けると痛い，音がする）などの機能障害がなければ，私見ではありますが，この時期に矯正治療する必要はないでしょう．

🐴 治さなくてはいけないの？　3つの考え方

　このようなかみ合わせが，保健センターや園での歯科健診でみつかると，母子健康手帳や連絡帳などに「不正咬合」として記載され，保護者を驚かせます．このような指摘を受けたなら，保護者は「治さなくてはいけないのか？」，「このまま放置していたらどうなるだろう？」という疑問へ

かみ合わせ・歯並び，いまのうちに相談？

図3 注意したいさまざまなかみ合わせ

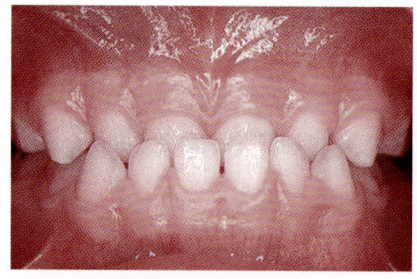

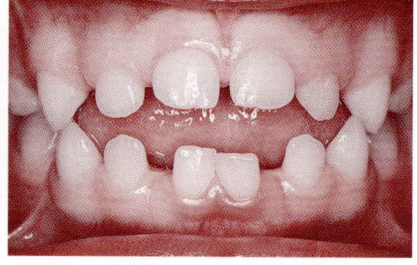

①反対咬合（3歳0カ月女児）　②開咬（5歳9カ月女児）

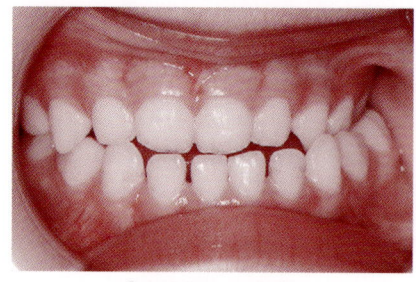

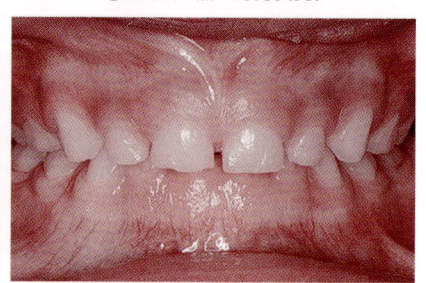

③交叉咬合（4歳児）　④過蓋咬合（4歳3カ月男児）

の答えが欲しくなるでしょう．

　これから乳歯は永久歯に生えかわり，また上下の顎もめざましく成長していきます．当然，現在の咬合状態がそのまま続くわけではありません．いまみられる不調和が自然に改善する場合もあれば，深刻化することもあります．早期の治療についてなら，乳歯の咬合を治せば現在の問題は解決され，今後の口腔環境の改善をはかることができますが，永久歯に生えかわったときに，そのまま整った咬合が保証されるわけではないのです．

　そこで子どもの咬合状態についての対応には，①最終的なかみ合わせの調整が可能となる思春期後期までは極力介入を避ける，②早期に介入して長期にわたり管理する，という異なる基本的概念が生まれます．①は，身体成長がほぼ終了し，本人の意思も明確となる思春期以降に，必要なら歯列矯正を行うという考え方で，明確なゴールを設定できることや，本人のインフォームドコンセントが得られるという長所があります．一方，②は身体成長と機能や心理の発達スケジュールにそった支援で，子どもの発育を積極的に促すという考え方です．この時期なら，顎の成長促進や機能の自発的な改善が期待でき，子どもの将来の選択肢を広げることができます．

　それぞれに根拠がありますが，実際には両極端の概念で，すべてに対処できるわけではなく，必要なら成長を利用した一期と最終的な歯並びの調

整の二期に分けて治療するのが一般的です．もっとも，この2つの考え方の違いは，いつ「不正咬合」を治すのかにすぎません．歯列矯正は自己実現のための1つの手段に過ぎないのであって，目的ではないのですから，「はたして治す意味があるのか」という発想もあってよいと思います．

　一人として同じ顔がないように，咬合にもさまざまな個性があって当然で，もとより「悪いかみ合わせ（歯並び）」というものはないのではないでしょうか．視点を変えるなら，「不正咬合」は生命を脅かす病気ではなく，楽しく社会生活を営むうえで主観的に感じる"病んだ"状態ともいえます．したがって，暮らす社会によって医療の対象となるか否かは異なりますし，本人や家族の考え方によっても異なります．

　治療技術の進歩によって，歯列矯正は何歳でもできるようになりました．見た目が気になるだけで日常生活に支障がないのなら，基本的には，幼児期にあわてて治療する必要はないでしょう．

そんなときに大事にしたいこと

　このような考え方ができると，客観的に子どもの様子をながめることができると思います．そこで大事にしたいのが，かみ合わせに関連するさまざまな事象への観察です．「かみ合わせ」というと，見た目の問題と考えがちですが，さまざまな口の機能や顔・顎の成長と相互関係があります．しかも，その関係は複合的で，発育とともに関係はより複雑になり，状況の良し悪しにかかわらず定着していきます．

　かみ合わせに不調和がみられるのなら，機能や心理も含め，日常生活でどのような障害が関連しているのかの判断が大切です．たとえば，話し言葉の「キ」が「チ」になってしまう（受け口），いつもポカンと口が開いている（開咬），横から呼気が漏れるような話し方をする（側音化構音：交叉咬合）といった生活機能の障害がうかがわれる，あるいは，成長により顕著になっていく顔貌の非対称（交叉咬合）や顎が出てくる（反対咬合）といった顔貌の不調和，指しゃぶりなどの口腔習癖があるのなら，小児歯科医や矯正歯科医と相談するとよいでしょう．

　かみ合わせについて，機能的な問題との関係や将来の展望を理解できると，客観的な判断が生まれ，子どもの身体の成長だけでなく，機能・心理発達や生活背景を考慮に入れてゆとりをもって次のステップに臨めます．相談時期は子どもが第三者と接点をもてるようになる4〜5歳がよいでしょう．

（佐々木　洋）

大人の歯が生えてきた！

"Tooth Fairy"って知っていますか？

"Tooth Fairy"は，ヨーロッパの子どもたちが大好きな「歯の妖精」のことです．乳歯が抜けると，抜けた歯と一緒に歯の妖精に宛てた手紙を枕の下に置いて寝ます．朝，目を覚ますと，歯と手紙のかわりに妖精から贈り物（1ユーロだそうです！）が届きます．失った歯とこれから生えてくる永久歯をいたわる習慣といえるでしょう．

日本でも，下の歯が抜けたら屋根に向かって，上の歯が抜けたら縁の下に投げる，という風習があります．新しく生えてくる永久歯がずんずん生えるように，という願いが込められています．

このように，地域ごとにいろいろな風習や言い伝えがあるのは，乳歯が抜けて永久歯が生えてくる歯の生えかわりが，昔から，子どもにとっても周りの大人にとってもドラマティックな出来事だったからでしょう．

とても大切な出来事！

自分の身体の成長を感じて，見て，触って経験する出来事は，身体の他の部分にはないことです．「なんだかかむと変な感じがする」，「あれ，少しグラグラしてきた．どうしたのかな？」，「食べにくいな．もしかしたら大人の歯が生えてくるのかな？」，「あれ，抜けちゃった！」，「もう，次の歯が見えてる！」，「子どもの歯って小さいな．とっておこう！」このように，いろいろな感想を子どもたちはもちます．

周りの大人たちも，「お兄ちゃんになったんだね！」，「これで，お姉さんの仲間入りだ！」などとこの感動を共有してあげられたら，子どもにとって，もっとすばらしい体験となるでしょう．そして，こうした自分の身体の成長や変化を単なる通過点とせず，きちんと受け止めることで，自らを大切に思うこころがめばえるチャンスにもなります．

F君は，それまでどうしても指しゃぶりがやめられませんでした．面倒見がよいので，妹ができてからはお母さんをよく手伝い，お兄さんぶりを発揮していましたが，ちょっと寂しかったのかもしれません．そのころから寝るときだけ，指しゃぶりをする

図1　乳歯の生えかわり

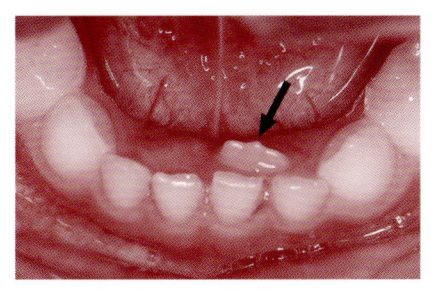

後方に永久歯が生えてきている．

ようになりました．やめなくてはと思っているのですが，寝るときにはつい指が口にいってしまいます．ところが，はじめての生えかわりを経験して，自分の成長を感じ取ったのでしょう．自ら指しゃぶりをやめることができました．

　誰もが経験する「歯の生えかわり」ですが，子どもにとってすばらしい瞬間となるよう，みんなで応援してあげてください．

お母さんの心配事

　はじめての生えかわりで，下の前歯が抜けないうちに裏側から永久歯が生えてきて，あわてて歯科医院へ来院されるお母さんがいます（**図1**）．このままでは，歯並びが悪くなってしまうのでは，というのが一番の心配事のようです．乳歯がうまく抜けたのに，永久歯が少しねじれて生えてきた，という相談もよくあります．

　いずれも多くの場合は様子をみていれば，自然に抜け落ち，裏から生えてきた永久歯も前に出てきます．ねじれて生えてきた永久歯も，顎の成長とともに，ねじれが治ってくる場合がほとんどです．とはいえ，なかには医療的な配慮が必要な場合もあるので，心配があれば歯科医院で相談することが望ましいでしょう．

自分で考えよう！

　裏側から永久歯が生えてきて，乳歯を抜いたほうがよいと判断されたとき，お母さんは心配なので「早く抜いてください」とおっしゃることが多いようです．しかし，専門的な診断やお母さんの要望だけで決まってしまったのでは，子どもにとって大切な出来事が，台なしになってしまいます．

　生えかわりが始まる5歳あるいは6歳ともなれば，自分で鏡を見ながら先生と一緒に考えることもできます．「抜くのは気が進まないけど，裏か

表1　乳歯の生えかわりの時期と順序
**　　　―子どものおよそ9割は，この時期に生えかわるという目安**

順番	生えかわる部位	生えかわる時期
1	下の前歯（真ん中）	5歳4カ月～7歳1カ月
＊	下の第一大臼歯（6歳臼歯）	5歳4カ月～7歳3カ月
＊	上の第一大臼歯（6歳臼歯）	5歳8カ月～7歳5カ月
2	下の前歯（2番目）・上の前歯（真ん中）	6歳2カ月～8歳2カ月
3	上の前歯（2番目）	7歳1カ月～9歳2カ月
4	下の犬歯（3番目）・上の奥歯（4番目）	8歳3カ月～11歳2カ月
5	下の奥歯（4番目）	8歳4カ月～11歳7カ月
6	下の奥歯（5番目）	8歳11カ月～12歳5カ月
7	上の犬歯（3番目）・上の奥歯（5番目）	9歳0カ月～12歳4カ月

＊：生えかわりではなく，一番奥に新たに生えてくる永久歯
〇番目：真ん中の前歯（乳中切歯）から数えて〇番目の歯のこと

ら生えてきた歯がきれいに生えてこなくなったら困るな」，「先生がこの次まで待ってみようと言ってくれたから，今度来るときはがんばろう．それまで歯みがきもしっかりやるぞ！」次の診療時，本人が納得したうえで乳歯を抜いて，新たな歯が日ごとにきれいに並ぶ様子をみることができたら，大きな自信になり，自分で歯や口を守ろうという気持ちが育つきっかけになるでしょう．

自分のことを知ろう！

　永久歯への生えかわりは，とても個人差の大きなものです．たとえば，はじめて生えかわる下の前歯は，早い子どもは「年中」組（4～5歳）で生えかわり始めます．逆に遅い子どもは，小学校1年生の終わりごろ（6～7歳）という場合もあります．
　乳歯の生えかわりの時期と順序の目安を表にしました（**表1**）．同じころに，生えかわりではなく一番奥の乳歯のさらに奥に生えてくる「第一大臼歯（6歳臼歯）」も，かみ合わせのカギとなる大切な永久歯なので，あわせて載せました．（他にも，16頁「歯って，いつごろ生えそろうの？」の図1や表1もご参考にしてください）
　5歳ごろ，最初に下の真ん中の前歯（乳中切歯）から生えかわり，最後に生えかわるのは上の一番奥の乳歯（第二乳臼歯）で，12歳ごろです．小

学校にあがるころから卒業するまでの6年間に，乳歯から永久歯への生えかわりが進む，と覚えていてよいでしょう．

　ところが，周りの子どもたちの生えかわりが始まると，お母さんはもちろん，子ども自身も「私の歯，いつになったら生えかわるんだろう？」と心配になってしまいます．歯は，早い遅いはあっても，みんな同じように生えかわります．子どもにとっては，自分以外の人との違いを認識する機会でもあります．違うな，と思いながらも，生えかわって「やっと一緒になれた」という感想をもつことは，人と人との相違を認識したうえでのコミュニケーションづくりにもつながる体験といえます．

生えかわりのメカニズム

　このドラマティックな歯の生えかわりですが，いったいどのようなメカニズムになっているのでしょう．はじめて生えかわる下の前歯を例にとると，乳歯の下で永久歯が育ち始めるのはなんと妊娠5カ月ごろです．この歯の芽（歯胚といいます）が育ち，やがて歯の形になり始めます．さらに，「石灰化」といって，硬くなり始めるのが生まれてから4カ月のころです．次第に歯の形も完成し，やがて乳歯の根のほうに近づいてくると，今度は乳歯の根が溶け始めます．これが4歳のころです．乳歯の根の吸収が進み，グラグラしてきて，ついに乳歯が抜け落ち，永久歯が生えてくるのが5歳ごろです．実はこのとき，永久歯の根はまだ2/3ぐらいしか完成していません．さらに3～4年かかって，根は完成します．

　このように，歯ぐきのなかで，実にいろいろなことが起こっているのです．そして，このダイナミックな変化が順序正しく行われるのですから，不思議な出来事です．この身体の不思議が，感じて，見て，触って体験できる歯の生えかわり，子どもたちのこころと身体の健康づくりにぜひ活かしてあげてください．

（田中英一）

乳歯は上下で20本，
永久歯は28本（親知らずを入れたら32本）
生えてくるのよ！

どんな歯ブラシを選んだらいいの？

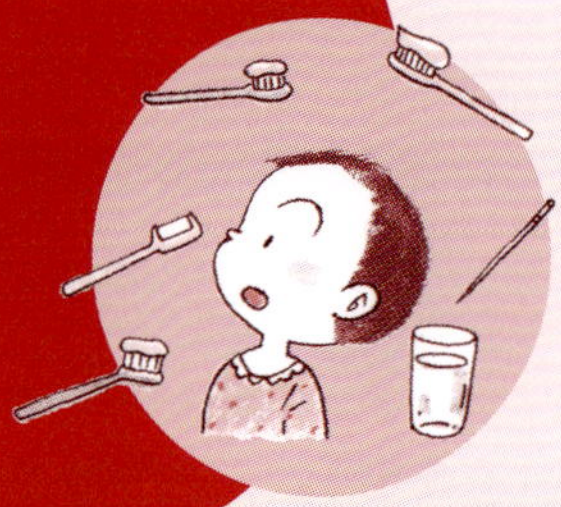

口腔ケアの意味

　歯みがきをはじめとした口腔のケアは，単にむし歯や歯周病の予防のために必要なだけではありません．食べかすやプラーク（歯垢）を取り除くことは，口の清潔を保ち，歯や口の病気を予防するとともに，口の感覚の受容性を高めて味や食感を認知しやすくします．また，歯ブラシによる適度な刺激は，歯肉の血行を促したり，唾液の分泌を促して口の健康を守ります．特に発達期の子どもの口腔ケアは，清潔で健康な口を保つことにより口の機能を育て，こころや身体の健康を育てるうえでも重要なものです（**図1**）．

　"歯をみがいてもらって，口がきれいになり気持ちがいい"と子どもが感じてくれるような保護者の歯みがきから，"自分でもきちんとみがけた．口の中もさっぱりした！"と子ども自身が自主的に行う歯みがきにつなげ，自分の口の健康を大切にする気持ちを育て，自らを大切に思う気持ちにつなげていきたいものです．

歯ブラシ選びの目安とみがき方のコツ

　歯ブラシによる清掃は，口腔ケアの最も一般的な方法です．食べかすは唾液やうがいで取り除くことができますが，細菌が関与して歯の表面に付着したプラークは，歯ブラシを使わないと取り除けません．歯ブラシを適切に用いれば，ほとんどの歯面の汚れ

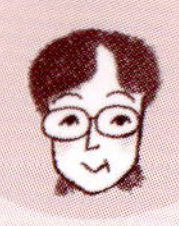

図1　発達期の口腔ケアの意義

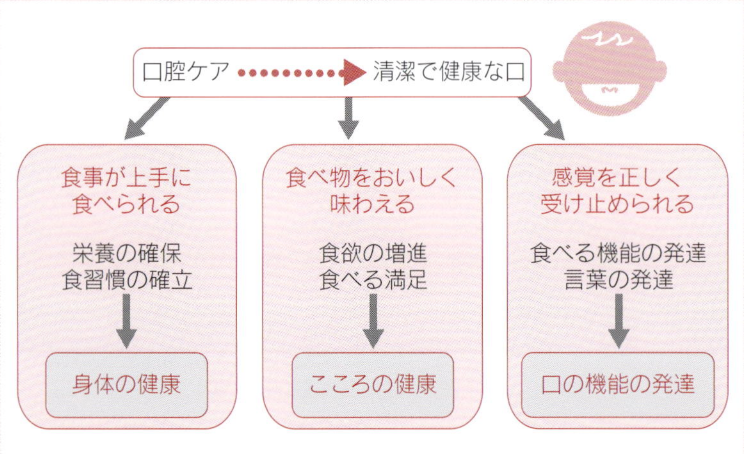

口腔ケア ⇢ 清潔で健康な口

- 食事が上手に食べられる → 栄養の確保・食習慣の確立 → 身体の健康
- 食べ物をおいしく味わえる → 食欲の増進・食べる満足 → こころの健康
- 感覚を正しく受け止められる → 食べる機能の発達・言葉の発達 → 口の機能の発達

すこやかな口　元気な子ども

図2　乳幼児期の歯ブラシの選択の目安

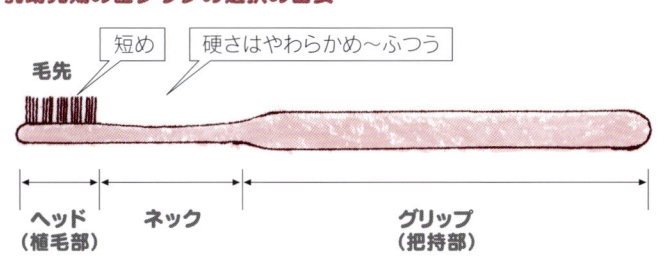

- グリップは，まっすぐで握りやすいもの
- ヘッドは，前歯だけのころは前歯2本分くらい
- ヘッドは，奥歯がそろったら奥歯2本分くらい

（プラーク）は除去できます．

　乳幼児期の歯ブラシ選びで大切なことは，ヘッド部分の大きさが口の大きさ，歯の大きさに合っていることです．歯ブラシ選びの目安を**図2**に示しました．

　乳中切歯（乳歯の前歯）だけのころ（1歳前後）は，ガーゼで拭く程度でもだいたいの汚れは落ちますが，歯ブラシの感触に慣れるためにも，ヘッドが小さめで毛先も短めの歯ブラシで軽くみがく練習を始めましょう．保護者がみがく場合は，少しグリップ部分の長めのものを選びましょう．ペンを持つような感じで握って，歯ブラシを持った手を子どもの顎や頬にあてて安定させると，力が入りすぎず軽い力で細かく動かしやすくなります．余分な力を入れずに，軽い力でリズミカルに動かすのがコツです．また，毛先が歯肉にあたって痛かったりすることが，子どもの歯みがき嫌いの原因になりがちです．歯ブラシは毛先で汚れをかき取るものではなく，毛先を細かく動かすことで歯面の汚れをブラシの部分に吸い取るものと考えましょう*．歯ブラシを歯にあてる力の加減は100〜150g程度で十分です．力の目安を知るためには，キッチンスケールに歯ブラシを押しつけて試してみてください．軽くあてればいいことがわかります．

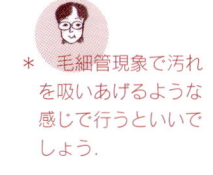

*　毛細管現象で汚れを吸いあげるような感じで行うといいでしょう．

仕上げみがきのポイント

　2歳ごろまでは保護者中心の歯みがきですが，子どもも歯ブラシを口に入れたり，歯にあてて動かしてみたりと少しずつ練習していきます．3〜4歳になると，前歯と奥歯を分けてみがけるようになりますが，まだ細部まで十分にみがくことはできないため，保護者による仕上げみがきが必要です．

図3 歯ブラシ前のマッサージ

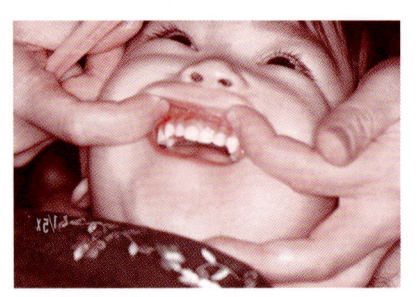

歯みがき前に口の周りや唇をマッサージし，口を開けやすくしてあげるとよい．

図4 寝かせみがき

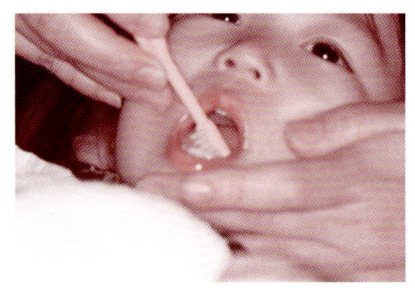

寝かせみがきのほうが頭が安定し，口の中が見やすくなる．

　仕上げみがきは，保護者が座って子どもを膝の上に仰向けに寝かせ，頭を安定させた姿勢が最もみがきやすいのですが，子どもにとってこの姿勢は安心のポーズなので，嫌なことをされると思うとなかなか寝てくれません．歯ブラシの導入時には，寝る姿勢や歯ブラシを口に入れることに徐々に慣れるようにしていくといいでしょう．歯ブラシでみがかれることは，子どもにとっては最初は強い刺激ですので，感触に慣れる必要があります．まずは，向かい合って保護者が自分でみがいてみせたり，子どもに自分で歯ブラシを持たせて口に入れてかませてみたりしてから，一緒に歯ブラシを持って歯にあててみて，というように，徐々に歯ブラシに慣れさせていきます．寝かせみがきも，寝かせたらいきなりみがくのではなく，はじめは頬や口の周りにやさしく触れたりマッサージしたりして，子どもが安心して口を開けられる状態が得られてからみがき始めるといいでしょう（**図3**）．

　乳前歯だけのころ（1歳前後）は，まだしつこい汚れもつきにくいので，歯ブラシを軽くあててササッとみがきます．ここで熱心にゴシゴシみがきすぎると，歯ブラシが歯肉にあたって痛かったりして，子どもが歯みがき嫌いになってしまうこともあるので要注意です．また，どうしても寝る体勢を嫌う子や，じっとしていられないで途中から騒ぎだす子もいるでしょう．その場合は，抱っこの体勢をとったり，朝は上の歯から夜は下の歯から，とメリハリをつけたり，短時間で切りあげる工夫をしたりして，徐々に慣れるのを待ちましょう．奥歯が生えて，かむ面の溝の部分の掃除が必要となる1歳半ごろまでは，歯ブラシの練習くらいに考えて，おおらかな気持ちでアプローチしたいものです．

　寝かせみがき（**図4**）は，子どもの頭部が安定して保護者が口の中を見やすく，また歯ブラシを持っていないほうの手を使って，唇や頬，上唇小

図5　前歯のみがき方

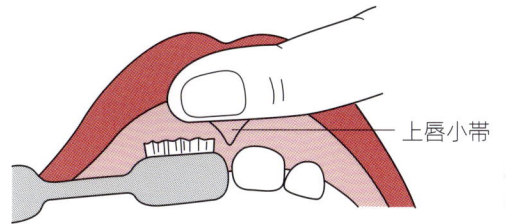

上唇小帯

上の前歯をみがくときは，上唇や上唇小帯を左手でよけてみがく．

帯（上唇の裏側のスジ）などを避けてみがけるというメリットがあります（**図5**）．歯ブラシを歯面にきちんとあて，毛先で歯肉や上唇小帯を直接傷つけないよう気をつけてみがきましょう．

電動歯ブラシは？

　最近では，植毛部の形態や動きの方向（反復・回転運動），速度など，さまざまな電動歯ブラシが市販されています．「きれいにみがけそう」，「短時間で汚れが落とせそう」などという保護者の声も聞かれ，子どもでも使用率は高まっています．しかし，電動といっても歯ブラシの動きのことで，口の中に入れれば自然に汚れが落ちるわけではありません．動いている歯ブラシを歯面にきちんとあてるという操作は意外と難しいもので，低年齢の子どもが自分で上手に行うのは困難です．まずは通常の歯ブラシでみがき方をマスターし，その後使用を検討するとよいでしょう．

＊

　また，歯ブラシは毛先が広がってしまうと，歯面に毛先をしっかりあてることができず，刷掃効果も失われます．毛先が曲がって広がってきたら，新しいものと交換しましょう．

　通常の歯ブラシ，電動歯ブラシを含めて，上手に歯ブラシを使えば大部分の歯の汚れは取り除けますが，歯と歯の間の面を掃除することは困難です．フロス（糸ようじ）を使った歯みがきが，すき間のない歯並びの場合には必要となります．適切な歯みがきで口の健康を守りましょう．また，歯みがき（ブラッシング）の方法や適切な歯ブラシを教えてもらうためには，かかりつけの歯科医院をみつけておくとよいでしょう．

（井上美津子）

よだれがとまらない —いつも口が開いている

唾液の作用

かめる楽しさが食事をおいしくすることを，私たちは知っています．もちろん，食物が粉砕されておいしさ成分が溶出してくるからですが，それを溶かして味を演出する唾液が，かむほどに出てくることも大切な要因です．また，十分に食片がすりつぶされ唾液と混ざると（これを食塊といいます），とても楽に飲み込むことができます．このように，唾液は固形物を食べるためには欠かせないものです．

唾液にはよく知られている消化作用以外にも，**表1**に示すように，タンパク質分解酵素などから消化管粘膜を保護するムチンが含まれていたり，殺菌・抗菌作用により細菌感染を防いだり，pH緩衝作用で歯の再石灰化を促すなど，私たちの身体を守るためのさまざまな作用があります[1]．

また，食事などの刺激により分泌される唾液だけでなく，常時一定量の唾液分泌があるので，口の中は一日中潤っています．加齢や服薬などにより分泌が減少すると，日中はさほどでもないのですが，刺激による分泌が減少する睡眠中は，口腔内が乾燥し，つらくなることがあります（口腔乾燥症）．このように，唾液の分泌量には個体差や年齢差，また時間差がみられます．

表1 唾液の主な作用 （上羽，1998[1]）

① 消化作用
② 消化粘膜の保護作用（ムチン）
③ 口腔の湿潤・保湿作用（咀嚼・嚥下・発語）
④ 食塊形成の補助・食材の味質溶解作用
⑤ 洗浄作用や殺菌・抗菌作用（分泌型グロブリン，リゾチーム）
⑥ 緩衝・希釈作用：重炭酸塩・リン酸塩など
⑦ 内分泌作用：耳下腺・顎下腺のパロチン
⑧ 抗脱灰（再石灰化）作用（$NaHCO_3$ による Ca^{2+} や HPO_4^{2-} の過飽和状態）など

赤ちゃんのよだれ

　ヒトにとっては大事な唾液ですが，うっかり口元からあふれ出ると「よだれ」とよばれ，赤ちゃんにとってはあたりまえの現象でも，大人からは好ましく思われてはいません．

　実は，母乳やミルクだけを飲んでいる生まれたばかりの赤ちゃんの唾液分泌は，多くはありません．おおむね生後半年ごろ，下の前歯（乳中切歯）から歯の萌出が始まりますが，このころに唾液の分泌は増加し，よだれが目立ってきます．唾液は固形物の摂取には欠かせない要素ですから，離乳が始まるこの時期に分泌量が急増するのは，きわめて理に適っているといえるでしょう．

　しかし，このころの赤ちゃんは，自分の意志で液体を飲み込むことは上手にできないので，唾液は自然に口の外へ漏れ出てきます．摂食・嚥下機能の発達に伴い，およそ生後10カ月ごろからよだれは減少し，15カ月ごろには，起きている間のよだれは目に見えて減ってきます．ちょうど離乳期の終わりごろにあたり，さまざまな性状の食品を処理したり，またコップに入った液体や溜まった唾液も随時飲み込めるようになるからです．（このころの食べる・飲み込む機能の発達については，58頁「なかなか飲み込めません」にくわしく記載していますのでご参照ください．）

　つまりよだれは，唾液の分泌量だけでなく，飲み込みの機能が反映する生理的現象です．乳首からの哺乳と違い，液体をコップから飲んだり，口の中の唾液を集めて飲み込んだりする作業は，固形物を食べるのと同じように，繰り返し学習から獲得する機能なので，発達の個人差も大きく，入園後もよだれがとまらない子どももいます．日常生活で障害となっていなければ，生活環境に留意しながら，経過をみていきましょう（39頁の囲み部分参照）．

よだれがとまらない・いつも口が開いている

　起きているときも寝ているときも，ヒトは通常唇を閉じて鼻から呼吸（鼻呼吸）し（図1-①），口の中に唾液がたまると，無意識のうちに奥歯を軽くかみ合わせ，舌を口蓋に挙上して飲み込みます（図2-①）．

　就学近くになってもよだれが出てとまらない子どもでは，①いつも口がポカンと開き，舌は下がって前歯の隙間からのぞいている，②口呼吸をしていている（図1-②）といった不自然な様子や，③水分がないと食事が進

図1　正常と不全の唇や舌の姿勢

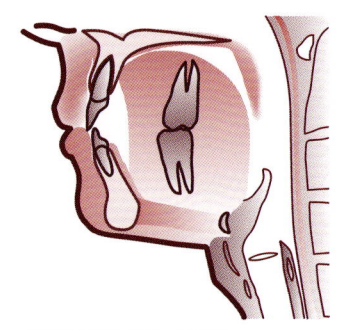

①正常（鼻呼吸）の姿勢
唇は軽く閉じ，舌前方部が口蓋に挙上した状態で鼻呼吸を行う．

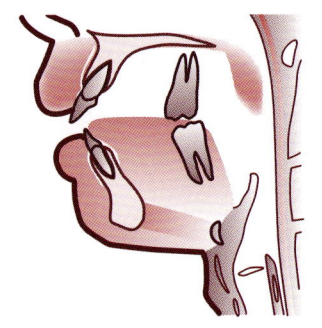

②不全（口呼吸）の姿勢
唇が開いて，舌が歯列より低い位置（低位舌）や上下前歯間にはみ出ている．

図2　食塊の後方移送時にみられる正常な嚥下運動とタングスラスト

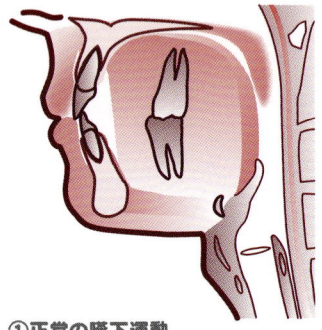

①正常の嚥下運動
奥歯を軽くかみ合わせ，舌を口蓋に挙上させて嚥下している．

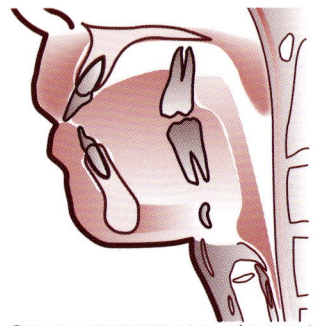

②異常な嚥下運動（タングスラスト）
舌を歯列の前方や側方に突出させて嚥下している．

まない，④飲み込みが下手で，歯列の前方や側方から舌を突出させる（タングスラスト：外部からは口元の強い緊張として観察される，**図2-②**），⑤言葉がはっきりしない，といった動作や行動がみられるかもしれません．このような場合は，口の感覚や運動機能の発達に問題があると考えられます．また口呼吸や指しゃぶりなどが関係していることもあります．（指しゃぶりとタングスラストの関係は45頁参照）．

口腔機能の発達障害

「食べる」，「話す」といった口腔機能は，関連する器官のさまざまな運動が，学習により統合されて獲得されます．その多くの神経筋系が共通しているので，それぞれの機能は学習過程で相互に関連します．**図3**に示し

図3 口腔機能障害に関与する神経筋系の悪循環 (金子，1987[2])を改変)

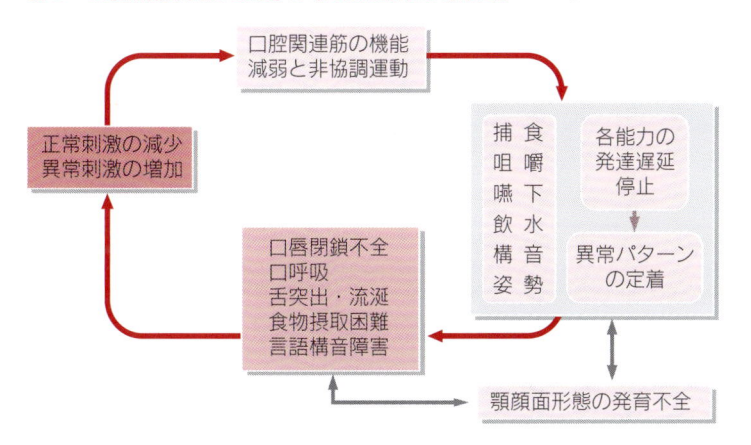

ましたが，いったん機能の学習が障害されると，正常刺激の減少と異常刺激の増加が生じ，関連筋群が機能減退し，協調性が崩れます．これは機能の発達遅滞や異常パターンの定着を引き起こし，さらなる機能障害につながっていきます．

また，口唇や口の中の感覚とも関係します．口腔感覚の鈍麻があれば，口が開いたままの口呼吸で口腔内が乾燥したり，唾液がたまるのも察知しない状態が定着します．一方，口腔周囲に過敏があっても，口の中に溜まった唾液を上手に飲み込めません．麻痺，失調があれば，口腔機能全般の発達遅延が生じます．

さらには，機能発達は口だけでなく，顔と顎の発育とも複合的に関連し，成長発達期には，機能と形態は二重のスパイラル構造を呈しています．この経緯から，機能だけでなく見た目の不自然さも，発育とともに定着していきます．

口腔機能発達支援のタイミング

こうした神経筋系の悪循環は，学習過程においてだけでなく維持期でも起きることで，異常パターンの改善は学習期を過ぎれば過ぎるほど難しくなっていきます（**図4**）．機能の学習期と考えられる幼児期であれば，障害因子を取り除くだけで自然回復が期待されますが，機能の習熟期や維持期では，異常パターンの発現を抑制したうえで，正常パターンを学習する作業が必要となります．したがって，機能改善を目的とする場合には，介入支援が学習期に行われるのか否かは，支援目標の設定に極めて重要な要件となります．

図4 食べる機能の発達と老化 （金子，1994[2]）を改変）

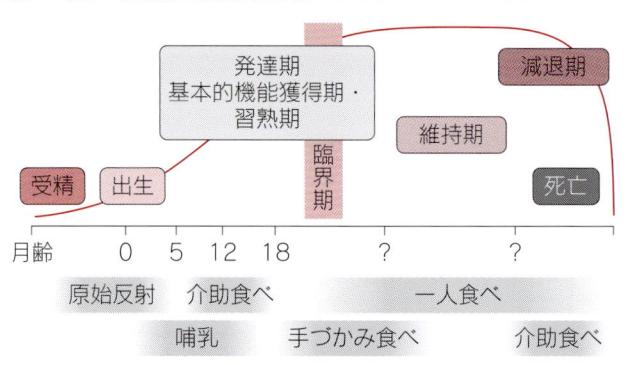

口腔機能の発達には大きな個人差がありますが，おおむね就学前には基本的な機能学習は完了し，習熟期に入っていると考えられます．つまり，就学期以降になると，異常パターンが自然に改善することは難しく，食環境の整備だけでなく機能発達への専門的支援が有効となります．最近では，摂食機能支援や口腔筋機能療法を行っている歯科診療施設が増えてきました．小児歯科や障害者歯科を標榜する施設を受診してみるとよいでしょう．

（佐々木美喜乃）

口からみえる子どもの未来

口にはさまざまな働きがあります

　顔にあり外に開いた眼・鼻・耳は，視覚・嗅覚・聴覚という固有の感覚受容器として働いています．消化器官の入り口である口にも，同じように，生まれる前から過敏とすらいえる鋭い味覚や触覚が備わっていて，見たり聞いたりすることや，手指で探ることが未発達の乳児では，身体を守る重要なセンサーの役割もはたしています．たとえば，新生児はにおいを感じる鼻と敏感な口や唇の感触で母親の乳首を探りあてます．また，赤ちゃんはこの感覚で，異物や発達段階にあわない食べ物を反射的に吐き出すことができるのです．やがて生後3カ月以降になり過敏が弱まると，自分の身体や周囲にある物を口でしゃぶって認知していきます．感覚の豊かな口で指をしゃぶれば，手指の感覚や運動機能の分化も促進されます．言葉や抽象概念をまだもたないこの時期に，対象を指差して周囲のもの（物・者）と自分との関係にめざめていく大事な過程なのです．

　表1に，「生活機能面からみた口の機能」をまとめてみました．呼吸から嘔吐までの機能は，胎内で獲得する反射的な働きです．一方，摂食・嚥下（成人の食べる機能），味わう，感情表出，意思伝達は，出生後に学習される機能です．食べることなら，味覚・視覚・聴覚・嗅覚・触覚・温度感覚をあわせた味わいから至福の喜びを感じるのは，過去の食体験を通じた学習があるからに他なりません．また，感情表出や意思伝達は，顔，特に口が主体の働きで，模倣から学習される高度な機能です．

　このように「口」は食物の入り口ですが，敏感な感覚受容器であり，また人にとっては"言葉を発し，ほほえむ"といった意思や感情表出の窓でもあります．つまり，さまざまな生活機能が営まれる「口」は，周囲との相互作用が十分に働く器官，身体だけでなくこころと行動を育む栄養の取り込み口なのです．人生の始まりの1ページめから，口を通じて将来の自分をつくる糧が入ってくるともいえるでしょう．

表1　生活機能面からみた口の機能

- 息をする：呼吸，咳，くしゃみ，あくび
- 探る，味を感じる（センサーとしての働き）
- 食べる：哺乳，唾液分泌，嘔吐，摂食・嚥下，味わう
- 気持ちを表す：笑う，泣く，かみつく，歌う
- 意思を伝える：話す，表情，キスをする

相互作用の働かない少子社会での成育支援

　身体・機能・心理・行動などの発育には，①順序性，②速度，③臨界期（最適期），④方向性，⑤相互作用の5原則があります[1]．ここでは解説は省きますが，特に注目したいのが相互作用です．胎生期からの身体の成長だけでなく，出生後の機能や心理発達にも，周囲の大人や子ども同士の相互作用が欠かせません．本来は，多彩な出会いのなかで親子は支えられ育ってほしいのですが，少子社会ではその機会が減り，インターネットや育児書などの"育児情報に頼った育児"が一般化しています．

　経済的援助や時間的余裕は，親にとってはありがたい子育て支援策でしょうが，子どもの視点からなら，第三者との相互作用が働く機会の創生や，子どもとさまざまなキャッチボールができる育児力の育成が，現在の成育環境を改善するカギになるのではないでしょうか．

　子どものころに擬似的な育児体験をする機会の少なかった現在の子育て世代は，子どもの示すサインを読み取るのが苦手です．いつも機嫌がよく，天使の笑顔で保護者の育児行動が変容強化されるならよいのですが，親の希望とは異なる子どもの行動が，育児の自信や前向きな気持ちを阻害してしまいます．

　こんなとき気づいて欲しいのが，前述の「発育の順序性」と「速度の多様性」です．誰でも「おすわり・ハイハイ・たっち」の順序で育ちますが，「這えば立て，立てば歩めの親心」は昔から同じです．口からもさまざまな発育変化が読み取れます．乳歯が生えるころから目立つよだれも，離乳開始の目安となるサイン，食べ散らかしているわが子は，口と手の感覚を覚えている最中だと理解できると，子どもの成長ぶりに納得し，腹も立ちません．

　しかも，手や口の協調運動の発達には個体差が大きく，入園してもよだれの続く子もいれば，なかなか食具を上手に使えない子もいて当然です．

十人十色，育児情報のとおり育つ子どもはいないのです．そんなとき，過去に子どもの発育過程をみてこられた育児の先輩からの優しい言葉があれば，自分の生活背景をよく理解した"顔のみえる情報"として，保護者のこころにしみるに違いありません．もし，あなたが子育て経験者であれば，ぜひ近くの子育て世代の支援者になってみてください．

図1　みんなで気持ちよくなりたい

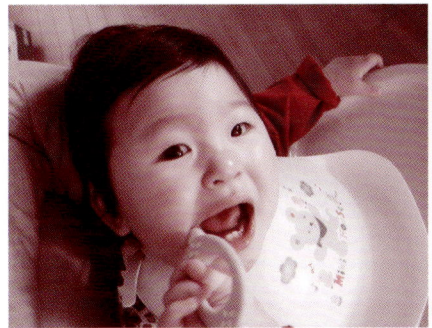

歯みがき大好き

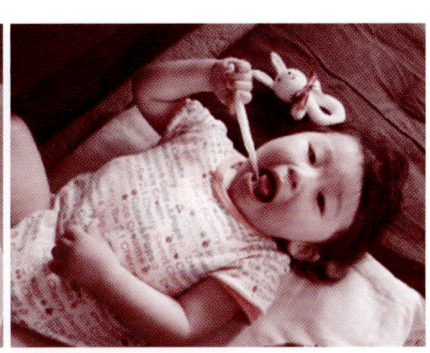

寝ながらだってできちゃう

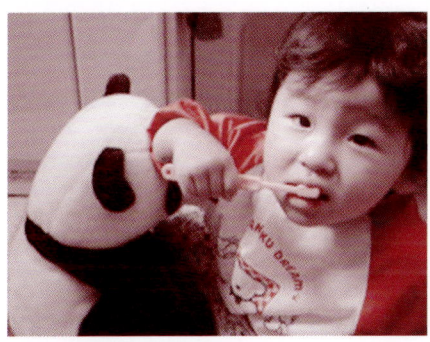

ちゃんとみがいてるでしょ？

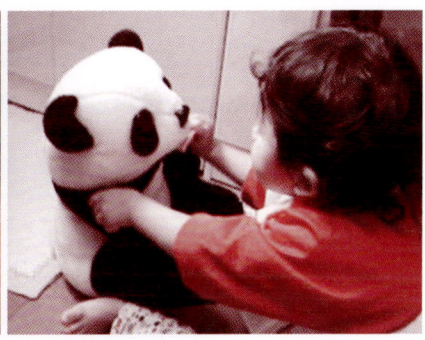

パンダも歯みがき

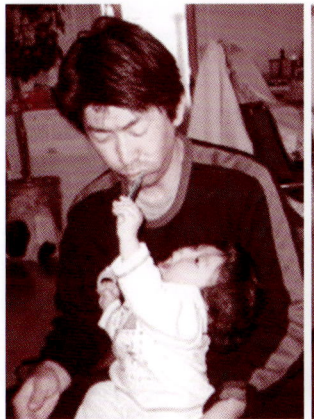

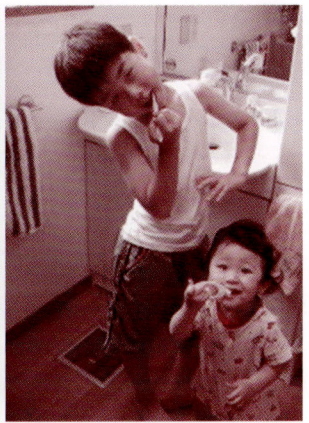

お父さんも歯みがき

お兄ちゃんと歯みがき

口から育つこころと行動

　では，子ども自身にとっての成育課題とは何でしょう．乳児期には「基本的信頼の獲得」を，幼児期なら「意志や行動の自律性の発達」を，就学までの時期なら「判断や行動の自立」をあげられます（46頁表1参照）[2]．他者との相互作用が働く「口」からみえる具体的な場面を，ライフステージにそってあげてみましょう．

　哺乳による満腹感と抱擁・温もりによる満足感の繰り返し体験から，赤ちゃんには幸福感や絶対的信頼感が生まれます．人生には欠かせない希望や期待の源です．保護者の表情や言葉かけが続けば，自らも意志を伝えようとする気持ちが生まれ，模倣から表情・言葉が発達していきます．もし，授乳中の保護者の目線が携帯電話やテレビ画面にあったなら，大切な相互作用が働かないのです．

　また，最近ではおしゃぶりが乳幼児のファッションのように流行っています．しかし，赤ちゃんにとっては「泣く」ことだけが意志を訴える唯一の手段なのですから，手軽におしゃぶりで「むずかる赤ちゃんを静かにさせる」ことができても，相互作用を経験学習する機会を奪いかねません．指しゃぶりならば「情動表出」を妨げることなく，指の分化と協調性の発達を促します．大人にとって，おしゃぶりは育児に役立つアイテムですが，使うなら，「いつも使うのはやめよう」，「1歳になったらやめるタイミングをみつけよう」といった工夫をすることがおすすめです．

　幼児期になると，家族や集団で食べ物を分かち合い一緒に食べることから，他者との関係の理解や"よろこび"の共有などの社会性がめばえます．一生おいしく食べるためには，離乳から始まる食の体験はとても大事です．味覚や食事が作られた過程への想像力，またバランスのとれた食事習慣を育てることは，子ども本人だけでなく，その次の世代の食行動にも大きな影響力をもっています．

　手洗いや歯みがきのような保健行動も，"気持ちがよい"から始まれば，「気持ちがよいからして欲しい」，自分でも気持ちよくできると，「みんなを気持ちよくしてあげたい」というセルフケアのこころが昇華しながら次世代まで続きます（図1）．これはまさに，自立や他者への思いやりが育つ過程に他なりません．自他のこころと身体を大事に想うこころと行動が，世代を超えて定着することこそ，セルフケアの真髄だと思います．

口からみえる子どもの生活

　一方，口からは子どもの生活リズムや生活機能の様子もよくみえます．早起きして朝食をしっかり食べている子どもは午前中から活発で，空腹感が生まれ，寝入りもスムーズです．整った生活リズムからは，外的刺激に動じないこころの平静さも養われます．このメカニズムにはセロトニン神経が関与していますが，腹式呼吸やリズミカルな運動と同じように，よくかむことも，セロトニン神経の活動を向上させることが知られています[3]．就寝前に食べれば，睡眠の質は低下し空腹も生まれないので，朝ご飯はおいしくありません．また，テレビを見ながら食べている子どもは，食事中の想像力が働かないので，味覚だけでなく，収穫した人や食事を作ってくれた人への感謝の気持ちも育たず，好物に偏った食事になりがちです．

　食べる機能の発達についてならどうでしょう．食べ物の，自分にあった1回の取り込み量の感覚が発達期に身につかないと，上手に飲み込めない，水分で流し込まないと嚥下できないことがあります．適当量の食べ物を口を閉じてよくかむと，食片は細かく粉砕され，唾液の分泌も促進されます．その結果，おいしさ成分が十分に溶出するのでさらにおいしくなり，飲み込みも簡単になります．食事の環境や習慣を工夫して，機能的でおいしい食べ方を育てたいと思います．

　口腔衛生習慣が一般の方々の間にも浸透して，近年子どものむし歯は著しく減少しました．乳臼歯が生えた時期からは，むし歯の原因菌は常在菌として誰の口の中にも定着していて，食べた後には必ず歯の表面の結晶は溶け始めます．それでもむし歯にならないのは，唾液の緩衝作用による再石灰化の時間帯のほうが長いからです．健康的な生活リズムが確立し，口の中に食べ物や飲み物がとどまる時間が短ければ，むし歯は簡単にはできません．つまり，むし歯は生活リズムや食行動のひずみを示す結果なので，他の生活習慣病予防のためにも，むし歯が生活全般を見直すきっかけになったらよいと思います．

治療機会からも主体的判断と行動は育つ

　とはいえ，むし歯になったり歯の外傷を受けたなら，子どもにとっては大変なピンチです．何もせずにやり過ごしたいのですが，痛くて大好きなご飯も食べられません．はじめての治療機会となった子どもや，治療を拒絶する子どもを想定してみましょう．こんなとき，診療室で子どもが主体

的に判断し支援を受ける経験から，セルフケアのこころが育つこともあります．難題解決の手段として，第三者との関係づくりを体験したともいえるでしょう．

　大人は治療をつい目的化してしまうので，早く済ませてしまおうと考えますが，子どものつらい気持ちをそのまま受け止めて，緊急度から判断して許されるかぎり，自分で判断する過程を待ってみてはどうでしょうか．その結果，驚くほどの行動変容を示す子どももいれば，逃げ回る子どももいるでしょう．自分から進んで治療を受けられなくても，自分のために行われたことを理解し，心理的負担を最小限にすることができるのです．

口からみえる子どもの未来

　このように，さまざまな生活機能を営む口からは，子どもの生活がみえてきます．と同時に，口の働きを通じてなら，子どものこころと行動の発達を支援する手がかりがいっぱいみつかります．お口のケアから「食べる」まで，子どもが主体的に身につけたセルフケアのこころと行動は，周囲の友達や次世代へ伝わっていく大事な宝となるでしょう．口からは，一人の子どもだけでなく，その子がつくる未来の社会がみえてきます．

（佐々木 洋）

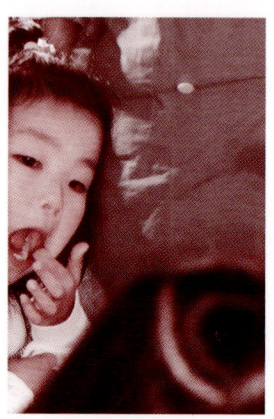

きれいになったよ

参考文献

● 手づかみ食べは元気な証
1) 水上美樹ほか：乳幼児の口腔にかかわる健康調査―3歳児における食行動と齲蝕との関連―．小児歯科学雑誌，34：664-672，1996．

● 歯みがき，泣いてもやらなくてはダメ？
1) 日本歯科衛生士会編：歯科保健指導ハンドブック．医歯薬出版，東京，72，1998．

● 歯って，いつごろ生えそろうの？
1) 日本小児歯科学会：日本人小児における乳歯・永久歯の萌出時期に関する調査研究．小児誌，26(1)：1-18，1988．

● おしゃぶりなら大丈夫なの？
1) 二木武ら編著：小児の発達栄養行動 第2版．医歯薬出版，東京，1995．
2) E. Larsson：Artificial sucking habits. Etiology Prevalence and effect on occlusion. Int J Orofacial Myology, 20：10-21, 1994.
3) 日本外来小児科学会リーフレット検討会：おしゃぶり．2006．

● お母さんからうつるって，本当？
1) ジョンソン・エンド・ジョンソン（株）HP：http://reach.jp/howto/index.html
2) ライオン（株）HP：http://www.lion.co.jp/oral/qa/oral125.htm
3) Fujiwara T, Sasada E, et al.：Caries prevalence and salivary mutans streptococci in 0-2-years-old children of Japan. Community Dent Oral Epidemiol, 19：151-154, 1991.

● 母乳を安心して与えるために
1) Erickson PR, Mazhari E：Investigation of the role of human breast milk in caries development. Pediatr Dent, 21：86-90, 1999.
2) 高橋智秀ほか：母乳がStreptcoccus mutansの発育に及ぼす影響．小児歯科学雑誌，42：273(抄)，2004．
3) Fujiwara T, et al.：Caries prevalence and salivary mutans streptococci in 0-2-year-old children of Japan. Community Dent Oral Epidemiol, 19：151-154, 1991.

● ＴＶをみながら食べていませんか？
1) 小林登：子ども学．日本評論社，東京，1999．
2) 正高信男：0歳児が言葉を獲得するとき．中公新書，東京，1993．
3) 子どもとメディア研究会：子どもとメディアの"新しい関係"を求めて―子どもとメディア研究会 3年間のあゆみ．福岡県，2003．
4) 佐々木美喜乃：食から育つこころと身体．（佐々木洋，田中英一，菅原準二編著：口腔の成育をはかる 3巻）．医歯薬出版，東京，2004，148-158．
5) 佐々木美喜乃：食べることから考える歯科からの支援．歯科で生かそう健康増進法．医歯薬出版，東京，2003，106-118．

● 指しゃぶり，どうしたらやめられるの？
1) 佐々木洋：口腔習癖とパラファンクション（佐々木洋，田中英一，菅原準二編著：口腔の成育をはかる 3巻）．医歯薬出版，東京，2004，61-67．
2) E. H. Erikson, J. M. Erikson, 村瀬孝雄，近藤邦夫訳：ライフサイクル，その完結＜増補版＞．みすず書房，東京，2001．
3) 佐々木洋：就学期の子どもと家族と小児歯科．小児歯科臨床，12(3)，2007(印刷中)．
4) 佐々木洋：指しゃぶりがやめられない・やめても開咬が治らない（佐々木洋，田中英一，菅原準二編著：口腔の成育をはかる 1巻）．医歯薬出版，東京，2003，76-7．
5) 佐々木洋：習慣化と行動療法（山口秀晴，大野粛英，佐々木洋ほか監修：口腔筋機能療法（MFT）の臨床）．わかば出版，東京，1998，185-202．

● キシリトールをうまく使いましょう
1) 大嶋 隆：キシリトール―小児のう蝕予防に必要か―．小児歯科臨床，9(12)：12-19，

2004.
2）鈴木　章：キシリトールを用いたミュータンス連鎖球菌の感染予防．小児歯科臨床，9 (12)：20-27，2004.
3）鈴木　章：特別企画　キシリトールの価値と有効性を再確認する．歯科衛生士，30 (3)：23-38，2006.

● 伝えていきたい食文化
1）佐々木美喜乃：食から育つこころと身体（佐々木洋，田中英一，菅原準二編著：口腔の成育をはかる　3巻）．医歯薬出版，東京，2004，148-154.

● フッ化物をぬれば，むし歯にならないの？
1）可児瑞夫：これ一冊でわかるフッ化物の臨床応用―ホームケアとプロフェッショナルケアのすべて―．別冊　歯科衛生士，1996.
2）眞木吉信：フッ化物応用の手引き―フルオライド AtoZ―．東京都歯科医師会，東京都，2003.

● 治療を嫌がる子でも大丈夫
1）佐々木洋：歯科臨床における子どものインフォームドコンセント．チャイルドヘルス，7 (3)：199-202，2004.
2）佐々木洋：子どものインフォームドコンセント（佐々木洋，田中英一，菅原準二編著．口腔の成育をはかる　2巻），医歯薬出版，東京，2004．2-6.

● 朝，お腹がすかない―生活習慣の問題
1）厚生労働省：平成17年　国民健康・栄養調査．
2）長屋郁子ほか：幼児期における栄養教育　9．朝食の食事状況からの検討．岐阜女子大学紀要，32：103-109，2003.
3）田中英一：幼稚園・保育園児の歯磨き習慣と生活習慣のかかわりについて．保育と保健，3：73-74，1998.
4）田中英一：都市部の保育園における「昼食後歯みがき」についての実態調査．保育と保健，11：97-98，2005.

● イオン飲料は身体にいいって聞いたけど？
1）井上美津子：小児における飲料摂取とう蝕．小児歯科臨床，7：29-37，1996.
2）小児科と小児歯科の保健検討委員会：「母乳とむし歯」・「イオン飲料とむし歯」．保育と保健，10(2)：34-37，2004.

● どうしてうちの子だけむし歯に？―最近の考え方
1）文部科学省：歯科保健参考資料「生きる力」をはぐくむ学校での歯・口の健康つくり，第1版．日本学校歯科医会，東京，2005.

● よだれがとまらない　―いつも口が開いている
1）上羽隆夫：唾液の機能（中村嘉男ほか編，基礎歯科生理学　第3版）．医歯薬出版，東京，1998，p.377.
2）金子芳洋編著：食べる機能の障害．医歯薬出版，東京，1987.

● 口からみえる子どもの未来
1）小林　登：子ども学．日本評論社．東京，1999.
2）E. H. Erikson & J. M. Erikson 著（村瀬孝雄，近藤邦夫訳）：ライフサイクル，その完結〈増補版〉．みすず書房．東京，2001.
3）有田秀穂：セロトニン生活のすすめ．青春出版社．東京，2006.

索 引

あ
アシドーシス　85
遊び食べ　9
アタッチメント　20, 47
朝ご飯　78
安全チェック　57

い
イオン飲料　83
インフォームドコンセント　73, 98
育児　95
育児体験　114
育児用ミルク　30
一汁二菜　65

う
うがい　73
う蝕有病者率　2, 60, 93
う蝕罹患率　84
うす味　64
受け口　99
運動能力の低下　54

え
エナメル質　27
永久歯　100
嚥下　31, 58
嚥下機能の発達　109

お
おいしさ　65
おしゃぶり　22, 25, 116
おしゃぶりの功罪　23
おっぱい　20, 32
親の健康　86, 90

か
かかりつけの歯医者　74
かみ合わせ　44, 96
かむこと　58
過剰歯　96
開咬　44, 98, 99
完全脱臼　55
間食　61
感覚受容器　113

き
キシリトール　50

キシリトールガム　52
喫煙　89
吸啜　20
吸啜窩　31
吸啜行為　31
吸啜反射　30, 37
共食　40
協調運動　114

く
グローバリゼーション　66
空腹感　63
口の機能　19
口のもつ役割　3

け
ケトアシドーシス　85
欠食　64, 79
健康　2
健康行動　69
健康日本21　2
健診　74
原始反射　20

こ
口呼吸　109
コ(孤・個)食　41, 66
こころと身体の健康　4
五単糖　50
口腔衛生習慣　117
口腔乾燥症　108
口腔機能　110
口腔機能発達支援　111
口腔ケア　15, 104
口腔習癖　48
口腔保健行動　53
交叉咬合　25, 44, 98, 99
行動(変容)療法　47
行動変容　118
構音障害　45
国民健康・栄養調査　78

さ
砂糖　27, 28
再石灰化　51, 75, 84

し
シーラント　93, 95
シュガーコントロール　87, 94

ショ糖　27, 28, 51
仕上げみがき　105
歯科疾患実態調査　92
歯科衛生士　87
歯冠破折　55
歯茎音　45
歯垢　13, 27
歯根破折　55
歯周ポケット　87
姿勢　38
歯胚　16, 103
歯列矯正　99
自律哺乳　20, 37
事故　54
授乳・離乳の支援ガイド　35
小児歯科医　75
少子化　10
上顎前突　44, 97
上唇小帯　106
上手に食べる　38
食育　42, 62
食育基本法　62
食行動　9, 59
食習慣　72
食体験　38
食文化　63, 66
食物貯留　59
心理発達　45
信頼関係　76
神経筋系の悪循環　111
滲出性中耳炎　23

す
垂直感染　52
スキンシップ　5, 8, 29
スポーツ飲料　83
すこやかな口　5, 82, 89
好き嫌い　64, 65
健やか親子21　95

せ
セルフケア　6, 14, 73, 91, 116
セロトニン神経　117
生活習慣　80, 81
生活習慣病　80, 87, 92
生活リズム　63, 72, 74, 79, 117
成育支援　91, 114
成熟嚥下　58
摂食・嚥下　113

全身の発育状況　19

そ
咀嚼　58
相互作用　25, 66, 114
側音化　45

た
タバコ　89
タングスラスト　45, 110
食べ方　9, 58, 80
食べる　36, 63, 80
食べる意欲　7, 11
食べる機能　7, 10, 38, 58, 64
食べる機能の発達　59, 112, 117
唾液　13, 108
第一大臼歯　16, 102
脱灰　27, 75, 84
脱水　83, 85

ち
チームプレー　75
貯留　58, 59
鎮静(痛)効果　20

て
テレビ・ビデオ　40
手洗い　73
手づかみ食べ　11, 38
低出生体重児　89
定期健診　87
挺出　55
転倒　54
電解質　83, 85
電動歯ブラシ　107

な
中食　65

に
乳臼歯　59, 96
乳歯　8, 16
乳歯列期　97
乳汁　36
乳中切歯　16, 102, 105, 109
乳幼児突然死症候群(SIDS)　24, 90
妊娠中のお口の健康　88

ね
寝かせみがき　106

の
飲み込むこと　58
飲み込めない・飲み込まない　59

は
パブリックケア　71
生えかわり　98, 101
生えかわりの時期と順序　102
歯並び　96
歯の生え方　16
歯ブラシ選びの目安　104
歯みがき　12, 73, 81, 92, 104
歯や口の事故　57
反対咬合　98, 99

ひ
鼻呼吸　109
肥満　85
非栄養的吸啜習慣　22, 44

ふ
フッ化物歯面塗布法　70, 71
フッ化物　68, 69
フッ素　68
フロス(糸ようじ)　107
フロリデーション　72
ブラッシング　34
プラーク　13, 27, 104
プラークコントロール　94
プロスタグランジンE2　89
プロフェッショナルケア　70
不正咬合　97

へ
変位　55
変色　55

ほ
ホームケア　69
保健行動　73, 86, 116
哺乳　20, 30
母子感染　53
母子健康手帳　32, 97
母乳　30
母乳育児　23, 32

ま
埋入　55

み
ミュータンス菌　33, 51
ミュータンスレンサ球菌　13, 27, 86
みがき方　104
味覚の発達　36

む
むし歯　2, 27, 50, 85, 92
むし歯菌の感染　28
むし歯の原因因子　93
むし歯予防　68

め
メタボリックシンドローム　80
メディア　40

ゆ
指しゃぶり　21, 43

よ
よだれ　109
予防行動　72

ら
ライフステージ　46, 116

り
離乳　8, 21
離乳期　30, 38, 63
離乳食　7, 18, 35
離乳食の進め方の目安　35
両唇音　45

れ
レジン　56

英数字
1歳6か月児健診　12, 16, 84
3つの要因　28
6歳臼歯　102
7つの健康習慣　80
8020運動　9
DMFT　52

本書を執筆した小児歯科医からのメッセージ

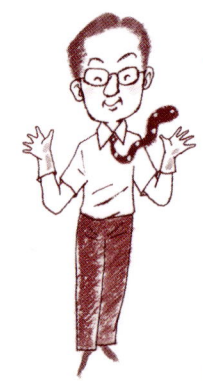

田中 英一 ●田中歯科クリニック・院長／中野区
子どもの笑顔を育もう！
元気よくやってくる子ども，心配そうにやってくる子ども，泣きながらやってくる子ども．診療室に来るどの子もみんな，きっと頑張ろうと思っているはずです．子どもと同じ気持ちになって，一緒に考えてみると，笑顔が拡がります．子ども達の笑顔をたくさん育みたいものです．

佐々木 洋 ●UTAKA DENTAL OFFICE佐々木歯科／杉並区
口からは子どもが創る未来が見えてきます！
多彩な機能を営む口からは，子どもの生活の様子と同時に，こころや行動が育つヒントがいっぱい見つかります．お口のケアから「食べる」まで，主体的に身につけたセルフケアのこころと行動は，周囲の友達や次世代に伝わる大切な宝となるでしょう．

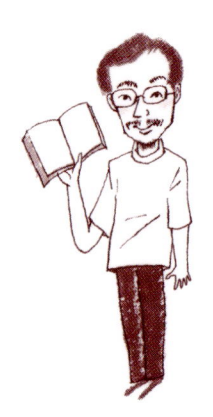

井上 美津子 ●昭和大学歯学部小児成育歯科学講座・教授
子どもたちのすこやかな成長のために！
「食べる」「話す」という口の機能が発達する乳幼児期は，また口を使った行動を通じての心身の成長発達もめざましい時期です．子どもがすこやかに生活できる環境を整え，発達を見守りながらサポートし，子ども自身の内在する能力を引き出し育てていきましょう．

佐々木 美喜乃 ●UTAKA DENTAL OFFICE佐々木歯科・院長／杉並区
子育てはみんなでするもの！
ヒトの子が自立するまでには気の遠くなる時間と手間がかかります．子どもの育ちには，たっぷりの愛情と，周囲の大人からの働きかけやほかの子どもたちとの切磋琢磨が欠かせません．
地域の子育てに，みんなの眼と手と知恵を集めてみませんか？

丸山 進一郎 ●医療法人アリスバンビーニ小児歯科・理事長／朝霞市・品川区
家庭，地域…，みんなで育んでいきましょう！
私たち5人は歯科医療者ですが，それぞれの願いは1つ．"子育て支援職"の一人として，ご家庭や医療機関，保育・教育関係者など地域の方々と協力・連携して，子どもたちをみんなで育む社会ができることです．

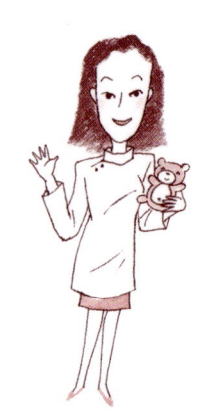

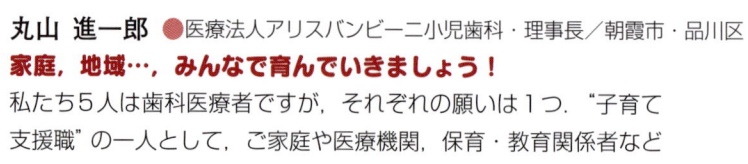

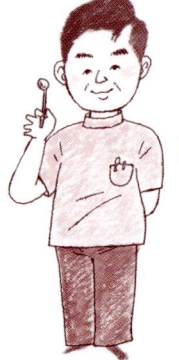

263-00805

【著者略歴】

田中英一
- 1978年　岩手医科大学歯学部卒業
- 1978年　鶴見大学歯学部助手（小児歯科学）
- 1988年　田中歯科クリニック開設
- 1988年　鶴見大学歯学部非常勤講師（小児歯科学）
- 2007年　昭和大学歯学部兼任講師（口腔衛生学）

佐々木洋
- 1977年　東京医科歯科大学歯学部卒業
- 1981年　東京医科歯科大学歯学部助手（小児歯科学）
- 1988年　昭和大学歯学部兼任講師（歯科矯正学）
- 1988年　UTAKA DENTAL OFFICE佐々木歯科勤務
- 1998年　昭和大学歯学部兼任講師（口腔衛生学）
- 2006年　東京医科歯科大学口腔保健学科非常勤講師

井上美津子
- 1974年　東京医科歯科大学歯学部卒業
- 1977年　昭和大学歯学部助手（小児歯科学）
- 1983年　昭和大学歯学部講師（小児歯科学）
- 1994年　昭和大学歯学部助教授（小児歯科学）
- 2004年　昭和大学歯学部助教授（小児成育歯科学）
- 2006年　昭和大学歯学部教授（小児成育歯科学）

佐々木美喜乃
- 1976年　鶴見大学歯学部卒業
- 1988年　UTAKA DENTAL OFFICE佐々木歯科開設

丸山進一郎
- 1977年　日本歯科大学歯学部卒業
- 1978年　アリスバンビーニ小児歯科開院
- 1985年　埼玉県立大学非常勤講師（小児歯科学）
- 2007年　昭和大学歯学部兼任講師（口腔衛生学）

お母さんの疑問にこたえる
すこやかな口　元気な子ども
小児歯科医からのメッセージ

ISBN978-4-263-44245-6

2007年7月15日　第1版第1刷発行
2013年1月20日　第1版第2刷発行

著　者　田　中　英　一
　　　　佐　々　木　洋
　　　　井　上　美　津　子
　　　　佐　々　木　美　喜　乃
　　　　丸　山　進　一　郎
発行者　大　畑　秀　穂
発行所　医歯薬出版株式会社

〒113-8612　東京都文京区本駒込1-7-10
TEL.（03）5395-7638（編集）・7630（販売）
FAX.（03）5395-7639（編集）・7633（販売）
http://www.ishiyaku.co.jp/
郵便振替番号 00190-5-13816

乱丁，落丁の際はお取り替えいたします．　　印刷・真興社／製本・愛千製本所

© Ishiyaku Publishers, Inc., 2007. Printed in Japan

本書の複製権・翻訳権・翻案権・上映権・譲渡権・貸与権・公衆送信権（送信可能化権を含む）・口述権は，医歯薬出版(株)が保有します．
本書を無断で複製する行為（コピー，スキャン，デジタルデータ化など）は，「私的使用のための複製」などの著作権法上の限られた例外を除き禁じられています．また私的使用に該当する場合であっても，請負業者等の第三者に依頼し上記の行為を行うことは違法となります．

JCOPY ＜(社)出版者著作権管理機構 委託出版物＞

本書を複写される場合は，そのつど事前に(社)出版者著作権管理機構（電話03-3513-6969，FAX 03-3513-6979，e-mail:info@jcopy.or.jp）の許諾を得てください．

「お母さんの疑問にこたえる」シリーズ第二弾！
口からみえる子どもの育ち・生活・問題を一緒に考える
そんな「子育てサポート」をしていきませんか？

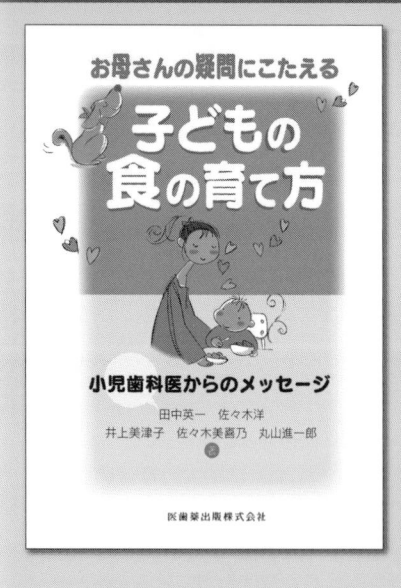

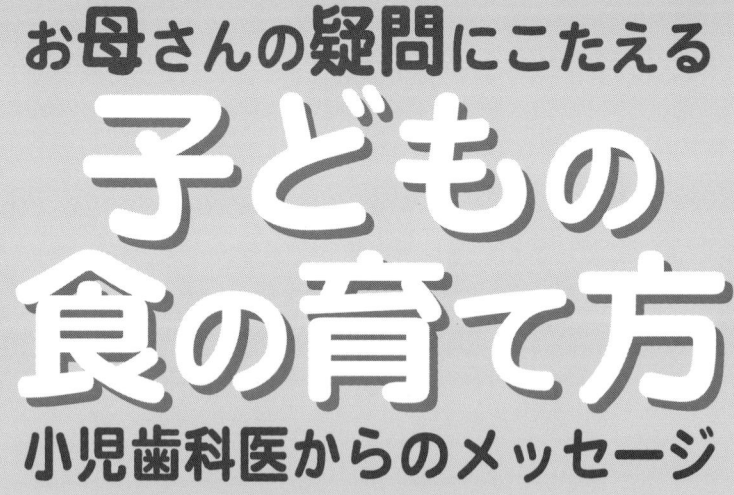

お母さんの疑問にこたえる
子どもの食の育て方
小児歯科医からのメッセージ

田中 英一・佐々木 洋
井上 美津子・佐々木 美喜乃・丸山 進一郎　著

◆ 好評を博している，小児歯科の専門医による子どもの健やかな心と身体の育みに向けた，「お母さんの疑問にこたえる」シリーズ第二弾．

◆ 子どもの口をのぞいてみると，子どもの発育や生活がみえてきます．本書は，保護者や保育に関わる医療職，保健職から質問されることの多い，「子どもの食に関する疑問や悩み」に対して，ぜひ知っておいてほしい食の育て方──食べる機能および歯・口の健康をわかりやすくまとめました．

◆ 「なぜ，遊び食べが大切なの？」「なぜ，早寝・早起き・朝ごはんなの？」など，実際に現場で支援する際に役立つアドバイスが満載です！

◆ 子どもの心と身体の健やかな育ちと「食べること」と「口の発育や健康」には深い関係があります．子ども達の生涯にわたって「安全に，おいしく，味わって」食べられることの基盤づくりを支援していくために，本書をご活用ください．

■B5判／144頁／2色刷
■定価 3,360 円（本体 3,200 円＋税 5％）　ISBN978-4-263-44347-7

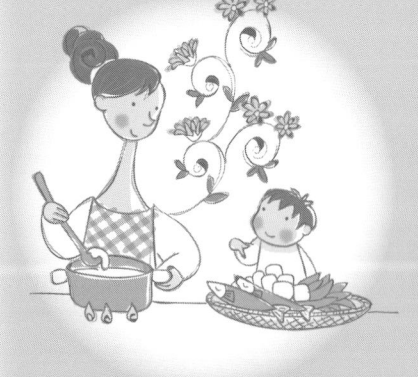

CONTENTS

1章　総説
1　ライフサイクルの中での食べる
2　「食」の進化からみた食育
3　おいしさの仕組み
4　「食べる」からみた成育・育児環境の変遷
5　「食べる」から育つコミュニケーション

2章　子どもの食べる機能の発達
1　胎児の食べる機能の発達
2　乳児の食べる機能の発達
3　食べる機能の発達（幼児）
4　食べる機能の発達障害

3章　食べる機能のエピソード
1　食べ方を見直したらこんな変化も
2　丸のみにもいろいろあります
3　障害児から教わる口腔機能の大切さ
4　子ども達の「食べる」を支援する
5　支援から学んだ順序性や時期への配慮の大切さ

4章　障害のある子どもへの支援
1　脳性麻痺児への支援
2　ダウン症児への支援
3　自閉症児への支援

5章　食べる機能と生活
1　食具と食べる機能
2　地域に伝わる食べる伝承
3　口からみた『早寝・早起き・朝ごはん』
4　いまどきの子どもの食習慣
5　口から支援する生活習慣
6　「食べる」からみた心と行動
7　口から支援する親子関係
8　「食べる」から育つもの

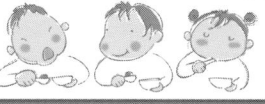

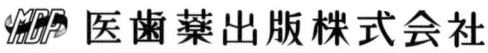

医歯薬出版株式会社
〒113-8612　東京都文京区本駒込 1-7-10　TEL. 03-5395-7630　FAX. 03-5395-7633　http://www.ishiyaku.co.jp/